耳は悩んでいる

小島博己編
Hiromi Kojima

岩波新書
2000

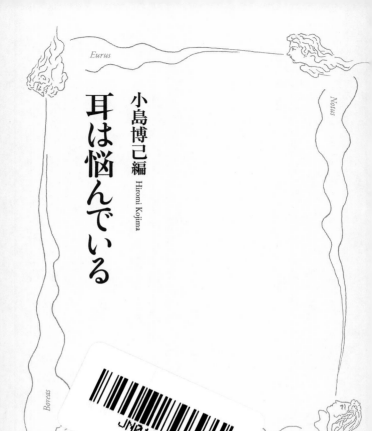

はじめに　患者だった私

小島博己

生来、持病もなく健康であり続けている私であるが、耳鼻咽喉科に関しては幼少期からいろいろな試練(手術)を乗り越えてきた。

最初は昭和四四(一九六九)年。小学一年生の夏休みのことであった。いわゆる「へんとうせん」の手術を受けることになったのである。しばしば腫《は》れて熱を出す源だったので仕方なかったのであるが、まだ幼い私には地獄体験であった。当時、耳鼻咽喉科の手術は現代のように全身麻酔で行うことはなく、すべて局所麻酔であった。患者の視点から見れば、診察用の椅子に縛りつけられ目隠しをされ、怖い先生の前で微動だにできず、まな板の鯉の気持ちでいっぱいであった。そのとき座らされた椅子と部屋、担当医の発する一言一言は、忘れることのできない悪夢として今でも鮮明に脳裏に刻みこまれている。これが第一の試練であった。

中学二年生の夏、再び私に試練が訪れた。家族で四国に旅行に行き、楽しい気持ちで乗った帰りの飛行機の中で、急に右耳がつまり、自宅に帰ってもずっと治らなくなってしまったのである。そこで再び耳鼻咽喉科の戸を叩いた。すると、麻酔もせずに鼓膜《こまく》をいきなり切られた。バリバリッという聞いたこともない異様な音と、千枚通しで突き刺されたような激痛は、経験したことがない恐怖体験であった。今思えば、航空性中耳炎が治らずに滲出性《しんしゅつせい》中耳炎に移行した状態になっていて、なかなか治らないために何度も鼓膜を切開され、最後はチューブを入れることになったということなのであるが、症状の不快さ、処置のつらさ、治らない不安、これらの心情は忘れられない。

耳の症状が治らないため、後の私の母校となる大学附属病院を受診した。そこで初めて副鼻《ふくび》腔炎《くうえん》を指摘され「ハナが悪いからミミが悪い。ハナを治せばすべて治る」と言われ、その場で手術を受けることが決まった。中学三年生の夏休み、私は鼻の手術を受けるため、その病院に三週間入院した。そこでも局所麻酔下の手術で、開始とともに、くちびるの裏側を切ってめくられ、副鼻腔を手術するために骨に穴をあけられた。ノミとトンカチで上歯ぐきから頬にかけての骨をゴンゴンと叩かれた。約半世紀前の出来事である。

実際、鼻の手術を受けたあと、耳の症状も劇的に改善した。子ども心に「耳と鼻は密接な関係があるのだ。ハナが治ればミミも治ると言った先生の言葉は本当だった。お医者さんはすごい」と感心したのだった。後日談であるが、当時、私の母校の耳鼻咽喉科学教室では鼻科学が大変盛んで、〝すべての病は鼻につながる〟という考えが主流であったことを付記しておく。

当時「手術をしても治らない」と言われた私はつらい思いをして治ることができたが、時代は移り変わり、その慢性副鼻腔炎の手術も今では内視鏡を駆使するスマートな手術へと変身を遂げている。もちろん全身麻酔で苦痛もなく、患者に恐怖心を与えることなく治せるようになった。医学の進歩は、人類にとって誠に恩恵が大きいことであると感慨深く思っている。

私は今、耳鼻咽喉科医となり、耳科学を専門にしている。耳科疾患には、命にかかわることはない病気もたくさんあるが、そのような病気であっても患者にとっては生活の質を著しく低下させるものであることを、私は自分の経験から実感している。実際、耳がつまる症状があるだけで勉強に集中できなくなり、中学生時代は本当に苦労した。治療を受けるときの不安も忘れられない。だからこそ、どんなに軽微な症状であっても少しでも患者さんの症状を改善し、楽にしてさしあげたい、しかもなるべく苦痛なく行いたい、と思っている。

本書のタイトルは『耳は悩んでいる』である。自分では見ることができない位置にあり、ひっそりと当たり前のようにいつもそばにいてくれる耳。ふだん、私たちはその存在を忘れてしまい、有難さを実感することも少ないのだが、実は、これから本書を読み進んでいただくと、いかに耳がひそかに大変な思いをしているかがおわかりになると思う。かゆくなったり、ウイルスにすみつかれたり、骨が溶けたり、大きな音に打ちのめされたり……、そう、耳は、悩んでいるのである。

私も少年時代に耳の悩みを知り、ともに闘った経験から、耳が健康でいてくれることの有難さを実感している一人である。だからこそ耳のことを皆さんに知っていただきたいと思っている。

このたび、私および私とともに耳科学を専門にしている教室員が、読者の皆さんに耳のことを知ってもらい、耳に関する悩みを解決するお役に立ちたいという熱意のもと、診療の合間をぬって精力的に原稿をしたためた。基本的な耳に関することから、最新の医学的な情報まで、なるべく専門でない方々にも読みやすいように工夫をしたつもりである。

まずは全章を通して参照していただけるよう、目次の後に耳の模式図を載せ、続けてⅠ章で、誰もが一度は経験する耳に起こるいろいろな症状を述べた。次にⅡ、Ⅲ章では基本的な知識として、耳の構造やはたらきを図入りで解説した。Ⅳ章には主な耳の病気をピックアップしている。Ⅴ、Ⅵ章は、耳と他の部位との意外な関連性について、Ⅶ章では、最近のトピックである、耳と認知症についての最新情報を紹介している。Ⅷ、Ⅸ章で耳治療の最先端を解説し、Ⅹ章では予防について触れた。また、耳に親しみを持っていただこうと、耳に関係するコラムを各章の間に掲載している。

この一冊をお手元に置いていただければ、耳に詳しい人になれること間違いなしであり、お読みいただいた方々のお役に少しでも立てていれば、このうえない幸せである。

目　次

目　次

章扉およびV章のイラスト＝藤原ヒロコ

耳の模式図

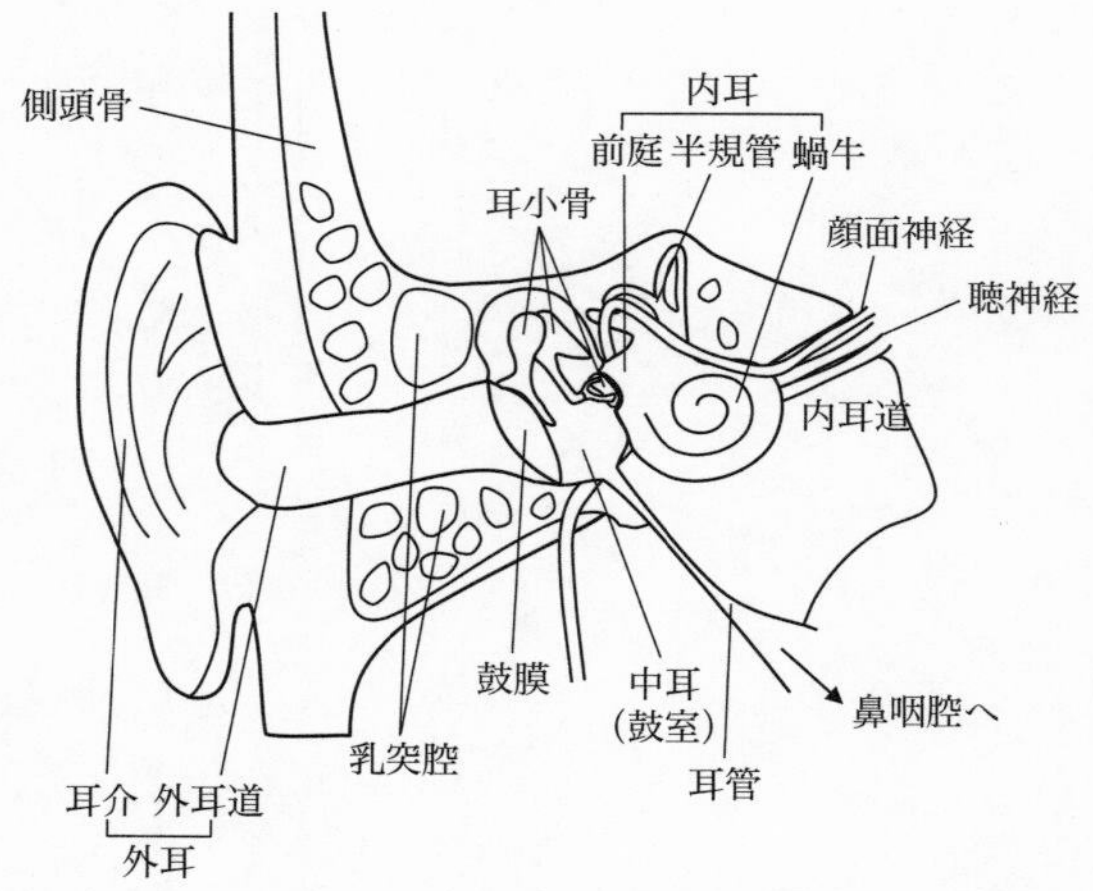

図１　外耳，中耳，内耳の主な構造物とその名称（山本裕作成）

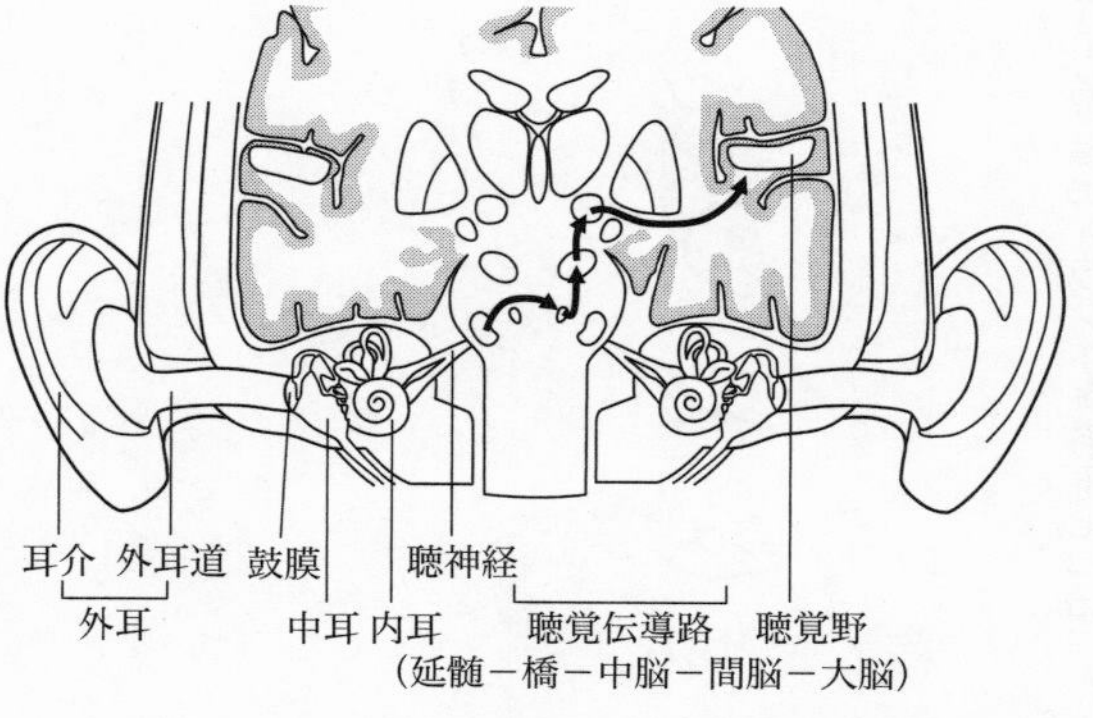

図２　耳から脳へ音が伝わる経路（山本裕作成）

I
いろいろな耳の症状

高橋昌寛

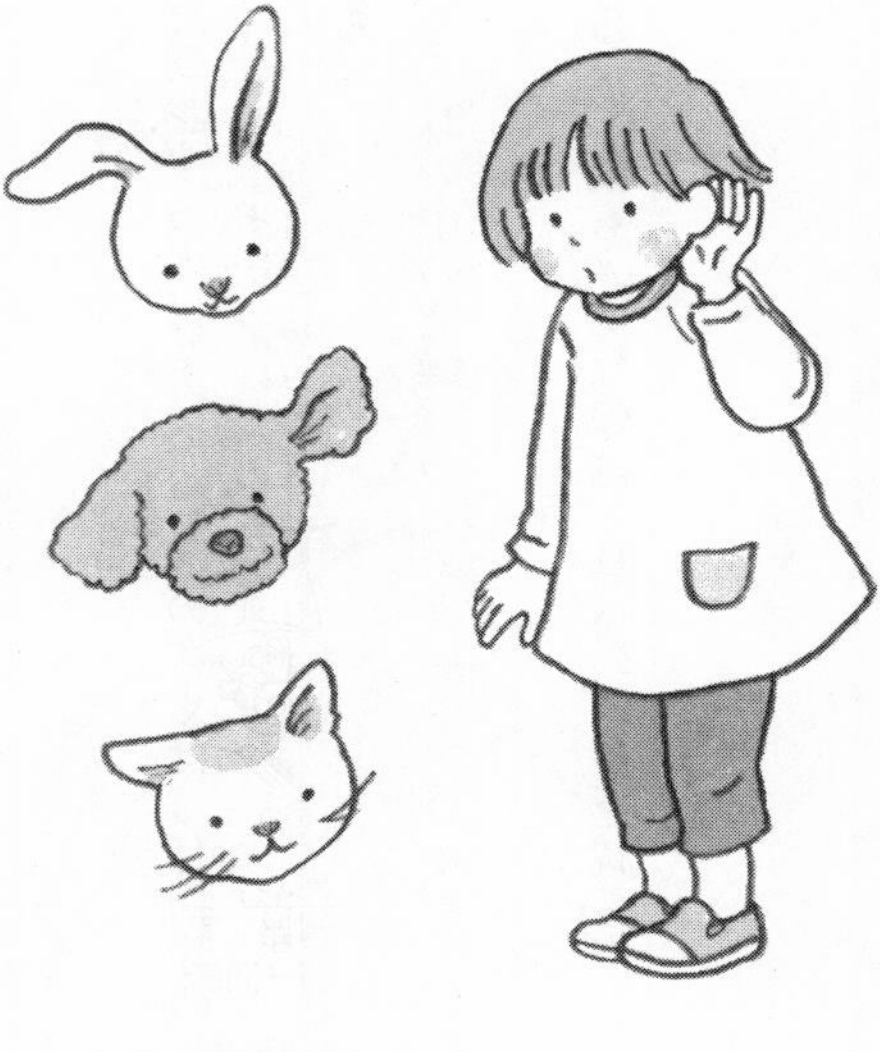

1　かゆい

「耳がかゆい」という理由で耳鼻咽喉科を受診する人は多い。原因の多くは、耳掃除のしすぎ、耳の触りすぎによる「外耳《がいじ》(道《どう》)炎《えん》」や「外耳道湿疹《がいじどうしっしん》」などの耳の炎症である。近年、使用頻度が増えているイヤホン装用も一因となる。

耳の炎症以外には、耳あかが溜まっている、耳の中の乾燥、のどの炎症やアレルギー性鼻炎も原因になる。

耳がかゆいときの治療は原因ごとに異なるが、最も大切なのは、耳への刺激を減らすことである。

原因となる耳の炎症

耳の炎症の主な原因は、耳掃除のしすぎなど物理的な刺激によるものであり、耳がかゆいからと、さらに綿棒などでいじってしまうことで症状が悪化し、悪循環に陥りやすい。

外来診療中に「耳かきをよくしていませんか？」と聞くと、多くの患者さんが「それほどしていません」と答えるが、よく話を聞くと、綿棒を毎日使用しているのが判明することが多い。綿棒なら刺激が少ないと誤解されやすいが、使用方法によってはいわゆる耳かきよりも強い刺激となる。毎日の耳掃除で外耳道(目次裏図1参照)の状態が悪化すると、耳のかゆみはひどくなり、まれではあるが「外耳道がん」になってしまうことがある。

外耳(道)炎　耳掃除などの刺激で引き起こされる。かゆみや耳だれによる気持ち悪さから、余計に綿棒や爪で耳をいじって傷口ができ、強いかゆみと白っぽい膿状の耳だれが現れる。耳を引っ張ったり、押したりすると、より痛みが強くなる特徴がある。

外耳道湿疹　強いかゆみのほか、やや黄色味の透明な耳だれが出ることが特徴で、耳の穴の入り口付近の皮膚がガサガサ、じくじくしている。耳掃除を繰り返すことが一番の原因だが、シャンプーや点耳薬《てんじやく》などの刺激や中耳炎などで出た耳だれが刺激となるほか、花粉症などアレルギーを持っている人も起こりやすくなる。

外耳道真菌症　外耳道にカビ(真菌)が感染・繁殖する病気で、強いかゆみと耳だれ、耳がつまった感じが現れる。耳掃除を繰り返している人がなりやすく、なかなか治らないことが多い。通院を続け、時間をかけて、根気よく治療する必要がある。

耳の炎症以外の原因

耳あかが溜まっている場合　耳あかが溜まっていると、耳の中でガサガサ、ゴソゴソとするため、誰でも耳のかゆみを感じる。この場合は、耳あかを除去すれば治まる。耳を一度掃除しても治らない場合は、耳あかを奥に押し込んでしまっていて悪化してしまうこと(耳垢塞栓《じこうそくせん》)もあるので、耳鼻咽喉科を受診することが望ましい。

耳の中の乾燥　毎日耳掃除を行うなど、耳あかを取りすぎても、耳(外耳道)の皮膚表面のバリア機能が低下してしまい、乾燥が起こり、かゆみの原因となる。

そのほか、のどの炎症を〝耳が痛がゆい〟と感じたり、散髪の際に切った短い髪の毛や小さなごみが耳に入ったりすることでもかゆいと感じることがある。

診断方法

耳のかゆみの場合、基本的には問診、視診《ししん》にて診断が可能である。

問診では、耳がかゆい症状以外に、痛みや耳だれなどの自覚症状やアレルギー、耳掃除の頻度などについて確認する。また、内視鏡カメラを用いて、鼓膜《こまく》(目次裏図1参照)や外耳の状態をていねいに確認する。

外耳炎や外耳道真菌症が疑われる場合、耳だれや付着物を綿棒で採取して、細菌培養検査を行うことがある。その結果を見て病原菌の種類を確認し、治療法を検討する。

2　痛い

耳はとても痛みに敏感な場所であり、「耳が痛い」(耳痛《じつう》)と耳鼻咽喉科を受診される人は、子どもだけでなく大人でも意外と多い。耳が痛くなる原因は、主に耳に炎症が起こる疾患で、子どもの場合は「急性中耳炎」、大人の場合には「外耳炎」が多く見られる。ほかにも、さまざまな原因が挙げられる。

原因となる病気

急性中耳炎　子どもの耳の痛みで、一番多い理由である。鼻水・鼻づまりなどの風邪症状がきっかけとなり、鼻から入ったウイルスや細菌が耳管《じかん》(鼻と耳をつなぐ管)を通じて耳に入ることで、鼓膜の内側の空間(中耳)に炎症が起き、急な耳の痛み、耳だれ、発熱の原因となる。乳幼児の場合、不機嫌になったり、泣いたりする。特に、三歳以下で集団保育に通っている乳幼児は、繰り返しやすいので、注意が必要だ。

外耳(道)炎　大人の耳の痛みの原因としても多い(1節参照)。先に説明したように、耳の穴から鼓膜までの部分(外耳)を指の爪などでかいたり、綿棒で耳かきをしたりするときに外耳道を傷つけて発症することが多い。毎日お風呂上がりに耳かきをする人、耳を触る癖がある人はなりやすい。

鼓膜炎　鼓膜に炎症が起きて、痛みを生じる。水疱《すいほう》ができる水疱性鼓膜炎の場合には、特に激しい痛みとなる。原因は明確になっていないが、鼓膜に肺炎球菌やマイコプラズマ菌などのウイルスや細菌が感染することで、発症すると考えられている。片耳で起こりやすく、二〇~四〇代の女性に多い傾向がある。中耳炎や外耳炎に合併することもある。

外傷性鼓膜穿孔《せんこう》　外傷により、鼓膜が破れてしまった状態。出血をともなうこともある。耳かきを誤って深く入れてしまったことが原因として多い。

航空性中耳炎、気圧性中耳炎　飛行機の離着陸時や潜水時に、外気圧と耳の鼓膜の中の圧力の均衡が崩れると、圧の違いにより炎症が起き、耳が痛くなる（コラム1参照）。

耳介血腫《じかいけっしゅ》　レスリングや柔道をしている人に多くみられる。耳への圧迫刺激を繰り返すことで、皮膚内に血が溜まり、耳が腫《は》れて痛くなる。

おたふくかぜ（流行性耳下腺炎《じかせんえん》）　幼児や児童に多く、ムンプスウイルスが原因。耳下腺（耳の下の唾液腺）が腫れて痛くなる。腫れは数日から一〇日くらい続き、三八度前後の熱が出ることがある。なお、学校保健安全法により、耳下腺の腫れから五日間、さらに全身状態が良好になるまでは出席停止となる。

耳性帯状疱疹《じせいたいじょうほうしん》　一般的に水痘《すいとう》（みずぼうそう）に感染すると、症状が改善しても原因となった水痘・帯状疱疹ウイルスは、体内に残ったままになる。成人後、何らかの理由で免疫が下がったときに再びウイルスが活性化して、耳を中心に「帯状疱疹」として現れると、痛みが生じる。少し遅れて顔が動かしにくくなる（顔面神経麻痺《まひ》）こともある。さらに、聴力低下やめまいを合併することもある（ラムゼイ・ハント症候群。以下、ハント症候群）。

外耳道異物　外耳道に異物（虫、綿棒の先、髪の毛、ビーズなど）が入ってしまった状態。自分で取ろうとして、より取り出しにくくなることもある。化膿する前に耳鼻咽喉科に受診することが望ましい。

のどや顎《あご》の炎症　耳に異常がなくても、のどや顎の炎症により耳の痛みを感じる場合がある。

顎関節症《がくかんせつしょう》　顎の関節は外耳道に接しているため、顎関節の炎症が原因でも耳の痛みとして自覚することがある。口を開けたときに痛くなるという特徴がある。

診断方法

耳が痛くなる前に「風邪の症状がなかったか?」「耳をいじらなかったか?」などを問診で確認する。視診で耳全体、外耳道、鼓膜を確認する。そのほか、聴力低下が疑われれば聴力検査を、耳漏《じろう》(説明は5節参照)があれば細菌培養検査を行う。CTなどの画像検査を行うこともある。

3　つまる、こもる

耳閉感《じへいかん》

耳の奥がこもり、つまった感じがすることを「耳閉感」という。「膜が張っているような感じ」「水が入った感じ」などと、人によって表現は多彩である。

耳閉感は聴力と密接な関係があり、聴力低下のサインであることも少なくない。登山や飛行機の離着陸時など、気圧の変化による一時的な耳閉感は誰にでも起こるもので、すぐに治ってしまうようであれば心配ないが、つまった感じが長く続く場合や、一度治ってもたびたび耳閉感が繰り返される場合には、耳の病気の可能性がある。これは外耳、中耳、内耳のどこに原因があっても起こる。また、鼻と耳をつなぐ耳管が原因で起こる場合もある。

外耳の疾患

外耳炎、耳垢塞栓、外耳道異物が原因となる(Ⅳ章1節参照)。

中耳の疾患

滲出性中耳炎《しんしゅつせいちゅうじえん》　鼓膜の中と外の気圧の調節がうまくできず、中耳腔《ちゅうじくう》に「滲出液《しんしゅつえき》」という液体が溜まってしまった状態を言う。耳管が短い小さな子どもに発症することが多いのが特徴ではあるが、高齢の人や鼻疾患やアレルギー疾患を持っている大人でも起こりやすい。耳閉感や聴力の低下、自分の声がひびくなどの症状が起こる。

好酸球性中耳炎《こうさんきゅうせい》　血液中に、白血球の一つである「好酸球」が増えることが原因で、中耳に粘りのある液体が溜まる。喘息《ぜんそく》に関連して起きることが多く、耳閉感や聴力の低下をともなうことがある。

耳硬化症《じこうかしょう》　中耳にある「アブミ骨」(内耳に音を伝える骨、図Ⅱ-1参照)の動きが悪くなり、音が伝わりにくくなる病気。耳閉感、耳鳴りなどの症状が現れ、少しずつ聴力が低下することが多い。

内耳の疾患

突発性難聴　前触れもなく、突然片側の耳が聞こえなくなる病気。耳閉感、耳鳴り、めまい、聴覚過敏(周りの音を大きく感じる)をともなう場合もある。風邪やストレス、過労など体調不良をきっかけに発症することが多いが、原因は明確ではない。

急性低音障害型感音難聴《かんおん》　片耳もしくは両耳の低音だけが聞こえにくくなり、耳閉感、低い音の耳鳴り、めまい、自分の声が大きくひびく、などの症状をともなう。

三〇〜四〇代女性に多く、ストレスや過労などをきっかけに発症することが多い。通常は、数日から数週間で回復することが多いが、長引く場合や繰り返す場合もある。

メニエール病　内耳に何らかの異常が生じ、めまい発作と耳閉感、難聴、耳鳴りを繰り返す病気である。これらすべての症状があるとは限らない。

原因は、いまだ解明されていないが、内耳のリンパ液の産生と吸収のバランスが崩れ、内耳に内《ない》リンパが溜まり、膨れあがった状態(内リンパ水腫《すいしゅ》)がみられる。女性に多く、ストレスや過労、睡眠不足などをきっかけに発症することが多い。

耳管の疾患

耳管狭窄症《じかんきょうさくしょう》　耳と鼻をつなぐ耳管が狭くなり、中耳内の気圧の調節ができなくなる病気である。風邪などで、鼻やのどに炎症が起きて耳管が腫れることが原因になりやすい。耳閉感(この場合は「つまる」と表現されることが多い)、自分の声がくぐもって聞こえるなどの症状があり、聴力の低下をともなう場合もある。高速エレベーターに乗ったときに起こる耳の症状に似ている。

耳管開放症　耳管が緩み、うまく閉じられなくなる病気である。女性に多く、おもに体重減少、妊娠、ストレス、加齢などが原因で発症する。耳閉感(この場合は「ボワボワする」と表現されることが多い)、自分の声が大きくひびいて聞こえる、自分の呼吸音が耳にひびく、などの症状がある。

頭を下げたときや横になったときに症状が和らぐことが、特徴である。

診断方法

「聞こえ方の変化があったか」「風邪を引いていないか」「耳に異物が入らなかったか」「ほかに気になる症状はあるか」などを問診で聞き、顕微鏡や内視鏡を使って耳の中の状態を調べる。また聴力検査で聴力低下の有無を、ティンパノメトリーという検査で鼓膜のひびき具合を、耳管機能検査で耳管の状態を確認する。

4　ひびく

音がひびくという症状は、大きく二つに分類される。

自分の声がひびく

ひとつは自分の声が、耳にひびくというものである。

通常と異なる音の伝わりがあったり、音を感じるセンサーである内耳が敏感になったりしていることが要因である。滲出性中耳炎、耳管開放症、耳管狭窄症、急性低音障害型感音難聴などで生じることが多い。

周囲の音が過度に大きく聞こえる(聴覚過敏)

もうひとつは日常の周囲の環境音などが過度に大きく聞こえる症状で、聴覚過敏と呼ばれる。耳には大きすぎる音が入ってきても、それを緩衝する働きが中耳(アブミ骨筋反射)と内耳(外有毛《がいゆうもう》細胞、II章5節参照)にそれぞれあるが、これらの機能が弱まると聴覚過敏になることがある。例えば顔面神経麻痺によるアブミ骨筋反射の消失や、突発性難聴や急性低音障害型感音難聴、メニエール病などの内耳性の難聴が挙げられる。

内耳性の難聴の際に起きる聴覚過敏を、特にリクルートメント現象という。

耳以外にも原因があることがあり、脳が音に対して敏感になっている状態も考えられる。例えば、てんかん、片頭痛、うつ病、自閉症などが原因として挙げられる。

5　液体が出る

耳から液体が出ることを「耳漏《じろう》」という。これは、耳のどこかで炎症が起きていることを示している。

耳漏の性質は、膿の混じった黄色い液体、血の混じった液体、透明な液体など原因によって異なる。

黄色い液体が出る

ウイルスや細菌に感染し、膿が含まれると黄色の液体になりやすい。乳白色になることもある。原因は外耳炎、急性中耳炎、慢性中耳炎がさらに悪くなるとき、真珠腫性中耳炎《しんじゅしゅせい》(炎症とともに骨を破壊しながら広がっていく病気、Ⅳ章2節参照)が挙げられる。

血が混じった液体が出る

外耳や鼓膜が強く傷つけられると、血が混じった液体が出る。これらの外傷性の出血の場合、通常は徐々に収まることが多い。

長引く場合には、感染状態が悪化していることや、周囲組織を破壊して進行する病気である真珠腫性中耳炎、外耳道のがん、悪性外耳道炎(頭蓋底骨髄炎《ずがいていこつずいえん》)を考える(Ⅳ章参照)。

透明な液体が出る

感染をともなっていない外耳道湿疹や、慢性中耳炎が悪化しているときではないときの耳漏は、透明であることが多い。

耳以外の原因として、頭蓋骨《ずがいこつ》の内側から脳脊髄液が耳に漏れて出ることがある。頭に大けがをした後や脳神経外科手術をした後など、それらが原因となるもので、耳性髄液漏《じせいずいえきろう》という。直後は血液が混じる場合もある。

診断方法

耳漏が出る前に「風邪の症状がなかったか?」「これまで耳だれが出たことがあるか?」「耳の痛みがあるか?」など経過について問診で確認する。

そして耳漏を吸い出してから、内視鏡や顕微鏡を使って、鼓膜や外耳の状態をていねいに確認する。

また、細菌培養検査、聴力検査、CTやMRIなどの画像検査を状況に応じて行う。

6　聞こえない

難　聴

何らかの原因で聞こえが悪くなり、言葉や音が聞こえにくくなる状態を難聴という。難聴により周囲の人とのコミュニケーションは難しくなり、仕事や家庭などの社会生活にも大きな影響を及ぼす。認知症との関連も広く認識されるようになった(Ⅶ章参照)。

空気の振動として集められた音は、外耳、中耳、内耳を通り、電気信号として脳に伝わることで音として認識されるが(Ⅱ章参照)、難聴はこの経路(外耳、中耳、内耳のいずれか)に障害が起こることで発症する。

一過性で自然に回復する場合もあるが、深刻な病気の合併症である場合や早急な治療が必要な場合もある。日常生活に大きな支障がなくても、耳の聞こえの低下や耳鳴り、めまいなどの気になる症状がある場合は耳鼻咽喉科を受診することが望ましい。

難聴の種類

難聴には音の振動がうまく伝わらない「伝音難聴《でんおん》」と内耳から脳にかけての経路に問題がある「感音難聴」の二つの種類があり、両方の特徴がある場合を「混合性難聴」という。

伝音難聴　鼓膜や耳小骨《じしょうこつ》(目次裏図1参照)など、音を伝える部分の障害による。疾患としては、中耳腔《ちゅうじくう》に滲出液が溜まる滲出性中耳炎や、鼓膜穿孔(鼓膜に穴が開いている状態)のある慢性中耳炎がよく知られている。多くの場合に、手術による治療が可能である。

感音難聴　音を感じる部分の障害である。有毛細胞の数や動きの問題、内耳の形そのものの障害、または聴神経《ちょうしんけい》への経路の異常などによる。典型的な感音難聴として加齢性難聴があり、加齢とともに高音部から両側へほぼ同時に進行・低下する特徴がある。現時点で根本的な治療法はなく、補聴器をつけるのが最も効果がある。補聴器の効果が得られにくい場合や、補聴器が使いにくい場合には、人工聴覚器などで対処する。今後は、内耳再生治療や遺伝子治療などの研究の発展が期待される。

混合性難聴　伝音部分と感音部分の両方に障害がある難聴。長年の中耳炎が慢性化し、中耳の炎症が持続化したことで、炎症が内耳に波及して起こる。伝音部分についてはある程度治療可能だが完全ではなく、補聴器などで対処する。

原因となる病気

伝音難聴を引き起こす病気には、慢性中耳炎、滲出性中耳炎、真珠腫性中耳炎、耳硬化症がある。耳あかや異物などによって耳の穴が塞がっている場合も、伝音難聴となる。

感音難聴を引き起こす病気の種類は多く、次の通りである。

加齢性難聴　高齢になるにつれ、耳が遠くなる老化現象の一つである。誰にでも起こることであり、老人性難聴とも言われる。最初は高い音のみが聞きとりにくいため、気がつかないことも多いが、数年単位で徐々に聞きとりにくい音域が広がっていく。

突発性難聴(3節参照)

メニエール病(3節参照)

急性低音障害型感音難聴(3節参照)

ハント症候群(耳性帯状疱疹)(2節参照)

音響外傷、騒音性難聴　音響外傷は大きな音を聞いた後、強い耳鳴りや耳閉感、痛みなどがあり、急に耳の聞こえが悪くなる状態である(X章3節参照)。一定時間、非常に大きな音(爆発音、ロックコンサート、大音量のイヤホンなど)を聞いた後、急に発症する。

騒音性難聴は、日常的に一定以上の大きさの音を聞いていることで聴力が徐々に低下する状態である。工事現場や工場など、大きな音が恒常的にあるところに勤務する人などに多くみられる。

診断方法

発症の時期、症状はどちらの耳(もしくは両方)にあるか、耳鳴りや耳閉感、痛み、めまいなどの合併する症状の確認を問診で行う。また、外耳道や鼓膜の状態、鼻やのどに原因となるような炎症や異変が起きていないかなどを確認する。

そして、以下のような検査を行い、難聴の程度やタイプなどを調べる。

標準純音聴力検査《じゅんおんちょうりょく》　どのくらい聞こえているのかを確認するために、オージオメーターという機械で音を出し、聞きとれる音のレベル(どれくらい小さい音まで聞こえるか)を調べる。

語音聴力検査　言葉の聞きとりやすさを調べるために、あらかじめ録音した言葉(音)を流し、聞こえる言葉を発音するか、もしくは紙に書きだす。

ティンパノメトリー　耳にかかる気圧を少しずつ変化させながら、鼓膜の動きやすさを測定することで、外耳や中耳、鼓膜がどれくらいひびくかを調べる。

アブミ骨筋反射検査　鼓膜に大きな音(九〇～一〇〇デシベル(dB))を加え、アブミ骨筋の収縮具合(反射)を測定することで、聴力低下の種類や顔面神経の障害が起きている場所などを推測する。

画像検査　耳のレントゲン検査(単純レントゲン、中内耳CT)やMRIなどを行う場合がある。先に説明した検査で伝音難聴が疑われる場合はCTを行うことが多く、感音難聴が疑われる場合にはMRIを行うことが多い。

7　存在しない音が聞こえる(耳鳴りの場合)

耳鳴り

他人には聞こえないが、自分には何かが鳴っているように聞こえる症状のことを耳鳴り(耳《じ》鳴《めい》)と言う。音の種類にきまりはなく、さまざまな音として表現される。患者さんが耳鳴りを表現する際に、よく用いられるフレーズとして、〝セミが鳴く声のようにジージーという音が聞こえる〟、〝エアコンのファンのようなゴーゴーという音が聞こえる〟、〝金属音のようにキーンという音が、ずっと鳴っている〟、〝放送時間が終わったあとのテレビで流れるシャーっというような音が聞こえる〟などがある。また、たまに、〝歌が聞こえる〟、〝人の話し声が聞こえる〟などの症状を耳鳴りととらえ、耳鼻咽喉科を受診する患者さんがいらっしゃる。これは幻聴といって次の8節で説明する。

耳鳴りがなぜ起こるのかの根本的な仕組みは、いまだにわかっていない。耳鳴りをともなう耳の病気はたくさんある。外耳や中耳の病気でも耳鳴りは起こるが、耳鳴りを大きな症状の一つとしてとらえる病気には内耳の病気が多い。

一つは加齢性難聴である。加齢性難聴における耳鳴りには個人差があり、外来診療の中では両側性《りょうそくせい》(両方の耳に症状がある)であることが多い印象である。何かをしていたり、周囲にほかの音があれば、耳鳴りが気にならない、という場合が多い。両側性の耳鳴りについては、〝頭の真ん中で鳴っている〟、〝頭の後ろで聞こえる〟というように表現される患者さんもいらっしゃる。加齢性難聴は高周波数から難聴になりやすく、耳鳴りも高音であることが多い。

耳鳴りをともなうほかの病気として、この章の3と6節やIV章に出てくる突発性難聴がある。急に起こる高度な感音難聴で、原因不明のものを指す。難聴の出現とともに、〝キーン〟、〝ピー〟、〝シャー〟、〝ジー〟というような、難聴になった耳と同じ側に大きな耳鳴りが聞こえて止まらない、という症状で受診される患者さんが多い。

同じくこの章で前に説明したりⅣ章にも出てくるメニエール病も、耳鳴りをともなう。主に低めの音を感じることが多い。よく聞く表現として〝ゴー〟、〝換気扇の音〟がある。

音響外傷や騒音性難聴も、耳鳴りの合併がしばしばみられる。そのほかに、聴神経腫瘍、耳硬化症、また抗がん剤使用などでも、耳鳴りが起こる場合がある。

耳鳴りが鳴っていると、なぜ困るのか。一番は、その音が気になってしまい、日常生活に支障が出て、ストレスを感じるという点だと思う。耳鳴りがうるさくて眠れないという症状を訴える患者さんも多い。

耳鳴りをつらく感じるかどうかには、そのときの患者さんの身体的、心理的な状況が影響する。身体的なつらさや心理的なつらさが、耳鳴りを余計に強く感じる要因となり、耳鳴りのことをとてもつらく思ってしまう。そうすると、耳鳴りが、さらにうるさく感じられ、耳鳴りの音量があがっていく。すると、さらに耳鳴りが鳴っていることに対してストレスを強く感じ、そのストレスが耳鳴りをさらに悪化させる。Ⅷ章でふれるが、この耳鳴りが悪化する連鎖を断ち切り、耳鳴りを鎮めるための方法が考案されている。

耳鳴りは、実は正常な聴力の人でも、聞こえることがある。静かな部屋に一人でいるときや、寝る前の布団の中で〝シーン〟というような音を聞いたことはないだろうか。この音が聞こえたからといって、耳の病気にかかっている可能性は低い。ただ、急に発生した明瞭な耳鳴り、特に片側だけで聞こえる場合には、突発性難聴やメニエール病などの耳の聞こえの病気にかかっている可能性があるので、耳鼻咽喉科を受診し、まずは聴力検査を受けていただきたい。

耳鳴りの種類

耳鳴りには大きくわけて、自覚的耳鳴《じかくてきじめい》と、他覚的耳鳴《たかくてきじめい》がある。

他覚的耳鳴とは、読んで字のごとしで、他人にも聞こえる耳鳴りのことである。この節の冒頭で、耳鳴りとは他人には聞こえないが、自分には何かが鳴っているように聞こえる症状のこと、と述べたが、他覚的耳鳴は他人にも聞こえる。筋肉が収縮する音(パチパチなど)、血管内を血液が心臓の鼓動に合わせて流れている音(シューシュー、ドンドン、ザッザッなど)などが原因のことが多く、オトスコープという耳鼻咽喉科で使う細いチューブのような器具で、患者さんと医師の耳を糸電話のようにつなぎ、じっと耳を澄ますと、その耳鳴りの音を共有できる。

自覚的耳鳴とは、一般的に言う耳鳴りのことで、他人には聞こえず自分だけに聞こえている耳の中の音のことを指し、多くはピー、キーン、ジーというような単純な音である。本人だけに聞こえるため、大きさ、音の種類などの評価が難しく、患者さんの苦痛度を耳鳴障害度質問票でチェックすることで、耳鳴りの程度を推し量る。

そのほかには、拍動性《はくどうせい》の音(ドクドク、ザッザッなど)が聞こえる拍動性耳鳴という分類もある。耳の中の血管の位置の異常や、耳の中に腫瘍がある場合に聞こえたりするため、この音が聞こえるときには、腫瘍の有無のチェックが必要である。

診断方法

耳鳴りが起きている場合、多くは聴力に問題がある。まずは標準純音聴力《じゅんおんちょうりょく》検査を行う。中耳の病気の可能性があるときには、インピーダンス検査というものを行い、鼓膜や耳小骨の動きも確認する。

耳鳴りに特有の検査として、耳鳴りの音の性状を推し量るために、聴力検査の機器から音を発して、患者さんが聞こえている耳鳴りに近い音の種類、近い音量を答えてもらうピッチマッチ検査、ラウドネスバランス検査というものがある。また、聴神経腫瘍や血管の位置の異常、脳の異常などがないかを調べる目的でＭＲＩ検査を実施する。耳鳴りの程度を診断するには、患者さんがどの程度、耳鳴りを苦痛に感じているかがポイントとなる。耳鳴りの質問票を用いてスコアを算出し、耳鳴りの程度を診断することも行われている。

8　存在しない音が聞こえる(幻聴の場合)

幻聴とは

本来は存在しないはずの話し声や音が、本人には聞こえてくるという場合、耳鳴りではなく幻聴の可能性がある。健康なときでも、疲労や寝不足、ストレスなどにより耳鳴りや耳が塞がった感じがすることがあるが、本人だけに異常な音や人の声が聞こえるような場合は、心の病気が原因であることが多い。このような症状が幻聴なのかどうかを調べるためには、自分以外の周りの人にも同じ音が聞こえているかどうかを確かめることも大切である。

耳鼻咽喉科の外来では、本人は耳鳴りなどの耳の病気と思って受診したが、実際には幻聴であったという患者さんも、しばしば訪れる。例えば、隣人が自分の家をとり囲み、「出ていけ」と言っていて、実際に警察にも相談したけれども「そんな人はどこにもいない」と言われてしまい、悩んでいるというようなケースもある。患者さん自身は、大変つらい思いで受診しているのである。

幻聴の症状

以下のようなさまざまな音や音声が聞こえてくることを、幻聴という。例えば、誰もいないはずなのに人の声が聞こえたり、音が聞こえたりする。また、相手が黙っているのに声が聞こえたりする。自宅、寝室、職場、学校など特定の場所で話し声がする、などである。

幻聴の種類

幻聴の種類には、要素性幻聴、複雑性幻聴、言語性幻聴がある。

要素性幻聴とは、人の話し声などではなく、単なるブザーやアラームのような単純な音として聞こえることである。耳鳴りとの区別が難しい。

複雑性幻聴は、要素性幻聴のような単純な音ではなく、より複雑なメロディーなどの音として聞こえる。

言語性幻聴は、人の話し声など、言葉として聞こえるものである。

幻聴の場合は、耳が原因である症状(例えば耳鳴りや耳閉感など)なのか、実際の幻聴なのか、本人には区別は難しい場合が多い。実際には耳鼻咽喉科では耳の病気があるかどうかを調べたうえで、どのような種類の音が聞こえるのか、いつ聞こえるのか、聞こえる特定の場所はあるのかなどを確認することにより、幻聴がみつかることもある。

先ほど述べた患者さんのように家の周囲を囲んで「出ていけ」と言われているといった場合、症状が悪化すると周りの人を巻き込むような妄想をともなうこともある。このような場合には早めに心療内科や精神神経科を受診することが重要である。

コラム1　気圧と耳の身近な話

近藤悠子

飛行機に乗ったとき

映画のシーンで、次のような場面を見かけた人もいるかと思う。高度一万メートルの飛行機の中で拳銃の撃ち合いになり、窓ガラスが割れ、いろいろなものが外に飛び出ていくなか、主人公が悪者を追い詰めていく……。もしこれが本当なら、主人公や乗客のほとんどは酸素マスクをしていないので低酸素血症で意識がなくなってしまうはずである。

飛行機がより高いところを飛ぶ理由は、気圧が低いほうが空気抵抗は減るため、速いスピードで飛び、燃費を節約できるからである。一方、私たちは通常一気圧のところで生活している。飛行機が飛ぶ高度(約一万メートル上空)は約〇・二気圧、気温はマイナス五〇度なので、人が生きていけないところを飛行していることになる。そのため、飛行機の与圧システム(Pressurization System)を使って空気を加圧し、機内を〇・八気圧に保っている(Kelly ほか)。

もしこの機内の気圧を、地上と同じ一気圧まで上げるとすると、身体への負担は小さくなるが、飛行機の部材の強度をもっと強くする必要があるため、飛行機が重くなる↓燃費が悪くなる↓飛行機の運賃が高くなる。逆に〇・五気圧にすれば飛行機の燃費はよくなるが、私たちは苦しくて仕方がない状態になってしまうわけである。つまり〇・八気圧というのは、「飛行機の燃費・安全性」と「人体に与える影響」を考えた妥協点と言える。

健康な人なら問題のないことが多いが、風邪やアレルギーなどで鼻づまりのある人、またはお酒を離陸前にたくさん飲んだ人などは離陸直後から耳の痛みに悩まされることがある。

これは、耳の中と外との気圧の差によって生じる。気圧が低下すると、体の中のガス（空気）は膨張する。体の外に排出されない、あるいは、排出できないガス（空気）は飛行中に膨らんでしまうため耳の中の圧が膨張する。

よく、ポテトチップスなどの袋が上空ではパンパンに膨らんでいるのを見たことがあると思う。つまり、袋の中が耳の中と思っていただきたい。こんなに圧が鼓膜《こまく》にかかっているのでは、痛いはずである。

離陸時と着陸時では痛みの原因は異なる

飛行機が離陸するときと着陸するときでは、痛みの出る原因が異なっている。離陸した後の気圧は、耳の中＞耳の外となる。したがって、耳管《じかん》が開きさえすれば耳の中の圧が出る。生理的につばを飲み込めば耳管は開くので、耳抜きではなくつばを飲み込むほうが効果的と言える。

逆に着陸のときの気圧は、耳の中＜耳の外となるため、耳管から圧をかけて耳の中に空気を送り込めばよい。口を閉じて鼻をつまんで息をこらえると、耳抜きができる（バルサルバ法ともいう）。耳抜きできた瞬間に耳の奥のほうで「キュー」という音を発することがあるが、これはやっと開いた細い耳管に空気が流れ込んだときに出る音であり、いわば口笛のようなものである。

風邪やアレルギーのある人、また離陸前や機内でお酒を飲みすぎてしまった場合は特に耳管が開きにくくなるため、注意が必要である。

ダイビングをするとき

飛行機の離着陸時に耳の痛みが起きるように、海に潜ったときにも同様なことが起こる。スキューバダイビングで水中深くに潜ったときは、飛行機の着陸時と同様に気圧と水圧の関係が耳の中＜耳の外となる。したがって耳抜きが必要になってくる。スキューバダイビングをする人にとっては、この耳抜きができないと海中深くに潜ることができない。

耳の中（鼓膜の奥の空間）は周囲が骨性構造（内耳や頭蓋骨《ずがいこつ》など骨で作られた構造物）で囲まれ

ているため伸展性がなく、圧外傷(圧の変化によって生じる組織の損傷)を受けやすい。
もし無理に海中深くに行くと、鼓膜穿孔《せんこう》(鼓膜に穴が開くこと)や難聴などの合併症や後遺症を発症してしまう。また、内耳も圧外傷を受けることでめまいや難聴を生じることがある。そのために耳抜きは、何としてでも成功させなければならない。

耳抜きの方法

耳抜きの方法としてバルサルバ法、フレンツェル法、トインビー法などさまざまな名前がついたものがあるので簡単に紹介する。

もっとも簡単な方法はバルサルバ法で、先に紹介したように口を閉じ、鼻をつまんだ状態でいきむように(息をこらえるように)する方法である。その瞬間に耳管が開き、耳の中と外の圧が同じになるため、痛みがなくなる。

フレンツェル法は鼻をつまんだまま、舌の根元部分を上顎《うわあご》に持ち上げるだけである。簡単に思えるが、慣れが必要である。

トインビー法は、鼻をつまんだままつばを飲み込むことで鼻腔《びくう》内の圧力が上がり、耳管を開かせる。つまり耳抜きでは、口腔内や鼻腔内の圧力を上げてその強い圧力で耳管を通して耳の中に空気を送り込み、圧力の勾配をなくすのがポイントである。

一方、ダイビングで浮上するときに発生する潜水病(減圧症の一つ)であるが、これは海中深くで吸入した空気中の窒素が原因である。上昇時に、身体の組織内で溶けていた窒素が気泡となり、その気泡が組織内や血管内で障害を起こすものである。潜水病が原因で内耳障害を起こした際に、頻度の多い症状はめまいである。潜水病を発症したときは、たいてい島などのダイビングスポットにいるため、ヘリコプターなどで病院へ搬送されることが多い。しかし、ヘリコプターで高度の高いところへ行くと、さらに気圧が下がり、気泡が拡大する。

このように潜水病が悪化する恐れがあるため、ヘリコプターの飛ぶ高度を低く(三〇〇メートル以下)することが推奨されている。ダイビングを終えてすぐに飛行機で帰路につくことも、控えたほうがよいであろう。

高山病

最後に、山登りが好きな人にとってよく耳にする「高山病」と気圧の関係についてである。

高山病は、標高が高い場所で酸素が不足することで起き、頭痛、吐き気、めまい、顔や手足のむくみ、睡眠障害、ひどくなると肺水腫《はいすいしゅ》や脳浮腫《のうふしゅ》などを起こし、死に至るケースもある。「高い山に登ると酸素が少なくなる」とよく言われるが、正確に言うと地球上である限り酸素濃度は二一パーセントであり、その成分は変わらない。変わるのは気圧である。

先に述べたように私たちは一気圧(一〇一三ヘクトパスカル(hPa))下で生活をしている。高度が上がるにつれて気圧は下がっていく。そのため酸素分子が周囲にぶつかる力(圧力)が減るため、身体の肺から血液に入り込む力も弱くなり、身体が低酸素となる。

ちなみにエベレストでの気圧は、約〇・三気圧(約三〇〇ヘクトパスカル)である。この圧力では酸素は血液にはほとんど溶け込むことができず低酸素血症を引き起こし、すぐに意識をなくしてしまう。したがって、この環境下では酸素ボンベが必要となるわけである。

しかし無酸素登頂の例や、八〇歳でエベレストに登頂したあの三浦雄一郎さんも頂上で酸素マスクを外している。人間の身体はとても不思議で、このときには低酸素に順応しているのである。エベレストでの気圧を変えることはできないが、高地へと移動、生活している中で酸素を運ぶ働きのある赤血球内のヘモグロビン濃度を上げているのである。さらに過換気を行い、血液中のpHをアルカリ性にすることでも酸素をヘモグロビンから放しにくくしている(酸素飽和度を上げている)。これらを利用してうまく酸素供給をコントロールすることで、エベレストのような気圧が極端に低いところでも酸欠にならないのである。

それになんといっても、赤血球を全身へ送り出す心肺機能は、もちろんふだんからのトレーニングで培う以外にない。エベレストの中腹に暮らす民族(シェルパ)は、遺伝的に酸素とヘモグロビンの結合能《けつごうのう》が高いようで、低酸素や高山病にはならない。ヒマラヤ上空を飛ぶ渡り鳥

（インドガン）なども、空気を溜めておく気嚢《きのう》が備わっていることや、トレーニングされた人と同じように酸素供給をうまくコントロールできる能力を持っているため、気圧が低く、酸素が少ないヒマラヤ越えを可能としているのである。

II
耳の構造

山本　裕

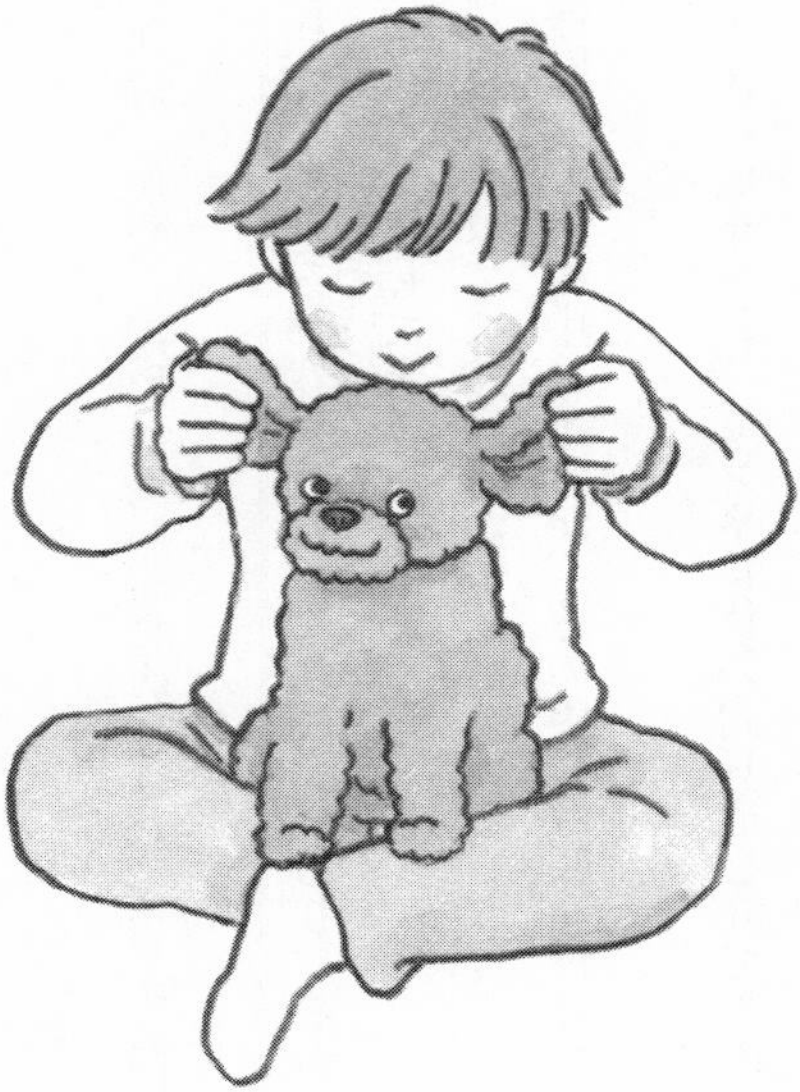

1　耳の全体像

耳は外側から外耳、中耳、内耳、聴神経《ちょうしんけい》、聴覚伝導路、聴覚野《ちょうかくや》に大別される（目次裏図1、図2参照）。

外耳は、耳介《じかい》と外耳道《がいじどう》（耳の穴）により構成される。外耳道の奥には鼓膜《こまく》があり、その奥には音の振動を伝える耳小骨《じしょうこつ》を有する空気の入った部屋である中耳がある。

中耳の奥には、蝸牛《かぎゅう》、前庭《ぜんてい》、半規管《はんきかん》で構成されている内耳が位置している。

これらの構造は頭蓋骨《ずがいこつ》の側面を構成する側頭骨《そくとうこつ》の中にあるが、その中には顔面神経も走行している。

内耳からは聴覚と平衡覚の信号が聴神経に伝えられ、トンネル状の内耳道を経て脳内に至る。その後、聴覚の神経線維は聴覚伝導路を通り、聴覚野に達する。

以下、それぞれの詳細を述べていく。

2　外耳

耳介

耳の穴(外耳道)の外側についている耳介は、弾力に富む軟骨のフレームでできており、表面は皮膚で覆《おお》われている。

耳介の主に後面には、複数の筋肉がついている。動物では筋肉を使って耳介を動かすのがよくみられるが、ほとんどのヒトは随意的《ずいい》に耳介を動かすことはできない。ちなみにヒトの耳介による収音効果は、きわめて低いといわれている。

外耳道

外耳道は、耳介から鼓膜に至る軽度に彎曲《わんきょく》した筒状の構造をしており、その長さは約二五ミリメートル、内径は六から一〇ミリメートル程度である。軟骨の壁で構成される外側を軟骨部外耳道、側頭骨により構成される内側は骨部外耳道という。

外耳道には、周波数(音の高さ)によっては共鳴による音の増幅作用がある程度あるといわれている。

外耳道の表面は皮膚で覆われているが、軟骨部外耳道の皮膚は骨部外耳道に比べて厚く、分泌腺(皮脂腺、耳垢《じこう》腺)や耳毛《じもう》を持っている。一方、骨部外耳道の皮膚は薄く、腺組織などはみられない。

外耳道には、知覚に関与する複数の神経(迷走神経、三叉《さんさ》神経、顔面神経など)が分布している。耳いじりで咳《せき》が誘発されることがあるが、これは外耳道内の迷走神経の刺激によるものといわれている。

3　鼓膜

三層からなる

外耳道の突き当たりで中耳との境界に位置する鼓膜は、楕円形をした膜で、その大きさは八から一〇ミリメートル、厚さは〇・〇三から〇・一ミリメートル程度である。鼓膜は外耳道の皮膚と連続する皮膚層、線維成分に富む固有層、中耳粘膜と連続する粘膜層の三層からなっている。

形状は平面ではなく、パラボラアンテナのように中心部がくぼんでいる。また辺縁の鼓膜輪といわれるフレーム状の構造により形状が支えられており(図II-1)、音の振動がキャッチされやすい構造になっている。

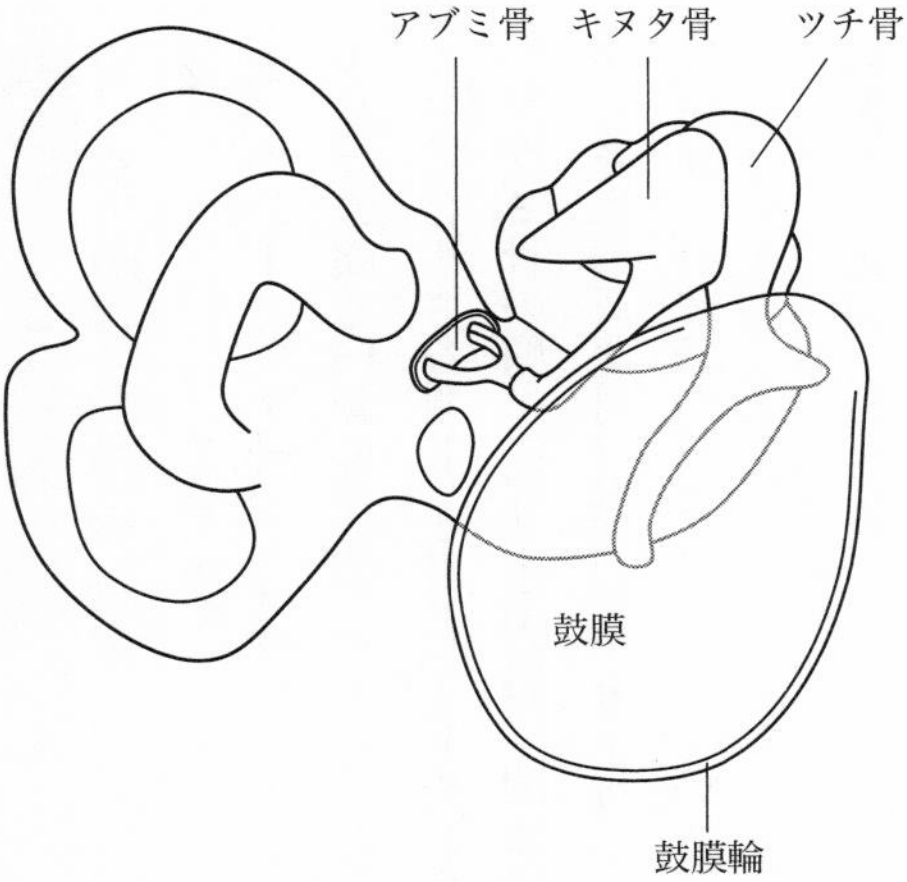

図II-1　鼓膜と3つの耳小骨(筆者作成)

鼓膜の外側

鼓膜の外側は皮膚でできているため、鼓膜も垢《あか》(角化物)を出すが、鼓膜から外耳道の皮膚には、ベルトコンベアのように表面が外方に流れていく作用(マイグレーション)がある。この作用により角化物は外方に排出され、外耳道、鼓膜はきれいに保たれている。

ちなみに頻回の耳掃除や耳いじりは、むしろこの自浄作用をさまたげるといわれている。

4　中耳

三つの骨――ツチ骨、キヌタ骨、アブミ骨

中耳は鼓膜の内側に存在するあたかも太鼓のような含気腔《がんきくう》であり、音により生じた鼓膜の振動を三つの小さな骨(耳小骨)により内耳に伝える作用を担っている。外側からツチ骨、キヌタ骨、アブミ骨の順に(図II-1参照)、関節により振動がリレーされていく。それぞれの耳小骨は靭帯《じんたい》で吊り下げられるように保持されており、よく動き、効率よく鼓膜の振動が内耳に伝わるようになっている。

振動を伝える

三つの耳小骨を伝わる過程で、耳小骨がテコのように働くため、テコ効果により、振動は約一・三倍に増幅される。また鼓膜が受け止めた音のエネルギーは、耳小骨の最後の骨であるアブミ骨の底板に集められる。鼓膜とアブミ骨の底板の面積比は一七対一であるため、音のエネルギーは一七倍に集中、増幅される。

小学生のときに理科の授業で行った、虫眼鏡で太陽の光を集めて紙を焦がす実験を思い出していただければと思う。ここで述べた振動を伝えるメカニズムは、広い面積で受けた光を小さな領域に集中させると大きな熱のエネルギーが生じたことに類似している。前に述べたテコ効果によるものと合わせて、中耳により音のエネルギーは、約二二倍(一・三×一七)に増幅されて内耳にリレーされる。

耳管《じかん》の働き

これらの伝音効率が発揮されるためには、中耳の中が外界と等しい圧になるように調節されている必要がある。そのため中耳は耳管という管により鼻咽腔《びいんくう》(鼻の奥)とつながっており、圧力の差が生じた場合にその差を是正するように耳管が働いている。

ただし耳管が常に開きっぱなしになっていると、自分の声や呼吸音が中耳に流入して障害となってしまう。そのため、ふだんは閉じているが嚥下《えんげ》のときだけ開いて圧を調節するような巧妙な機能を耳管は持っている。

飛行機や高速エレベーターに乗って耳がつまる感じがしたときに、無意識につばを飲み込むと不快感が解消された経験があると思う。それが、嚥下により耳管が開いて外界と中耳の圧力

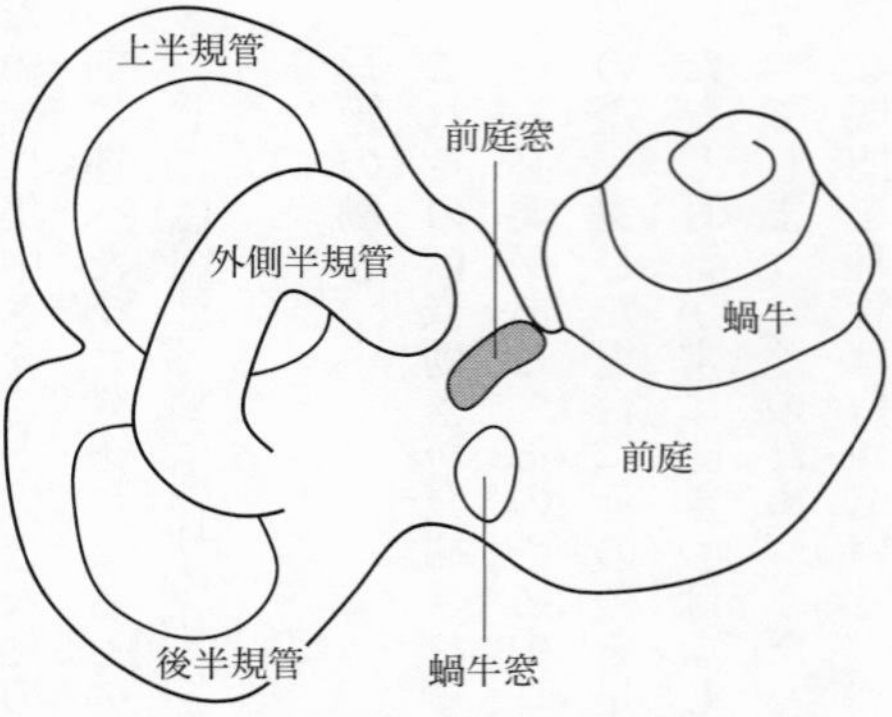

図Ⅱ-2　内耳(筆者作成)

差がなくなった瞬間である。

なお中耳は鼓膜のすぐ深部にある小さな空間であると思われがちだが、先に述べた耳小骨を収めている空間は鼓室《こしつ》(目次裏図1参照)と呼ばれ、中耳の一部に過ぎない。

中耳は鼓室から後方の骨(乳様突起)の中に蜂の巣状に広がった大きな空間であり、この部分は乳突腔《にゅうとつくう》と呼ばれる。乳突腔の機能には不明な点が多いが、耳管とともに中耳の圧の調節に関与していると考えられている。

5　内耳

三つのパート——蝸牛、前庭、半規管

中耳の深部に位置する内耳は、固い骨でできており、

蝸牛、前庭、半規管のパートにわかれる（図Ⅱ－2）。
内部には空隙《くうげき》（骨迷路）があり、外リンパで満たされている。さらにその内部にはチューブ状の構造（膜迷路）があり、この中は別な組成の内《ない》リンパで満たされている。

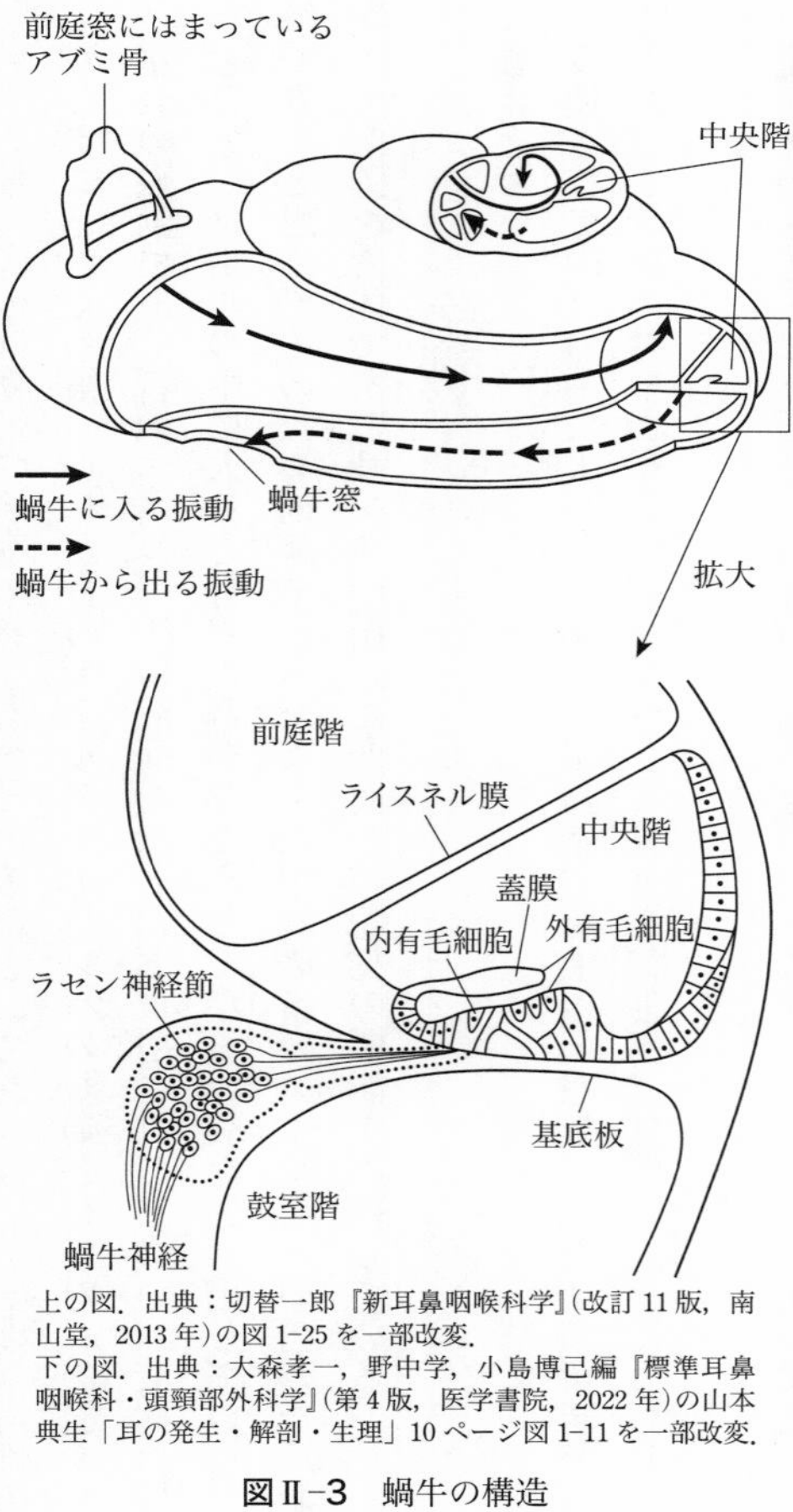

上の図．出典：切替一郎『新耳鼻咽喉科学』（改訂 11 版，南山堂，2013 年）の図 1-25 を一部改変．
下の図．出典：大森孝一，野中学，小島博己編『標準耳鼻咽喉科・頭頸部外科学』（第 4 版，医学書院，2022 年）の山本典生「耳の発生・解剖・生理」10 ページ図 1-11 を一部改変．

図Ⅱ－3　蝸牛の構造

アブミ骨の底板は靭帯で前庭の窓(前庭窓《ぜんていそう》)に接続されており(図Ⅱ-3上)、内部のリンパを外に漏らすことなく、集められた音のエネルギーをリンパの振動として内耳に伝えている。

空気の振動である音のエネルギーは液面でほとんど反射されてしまい、液体の振動として伝わらない。プールの中に入ると外界の音が聞こえなくなる経験を思い出していただければ、理解できると思う。そのため前節で述べたような中耳の音のエネルギーの巧妙な増幅機構により、空気の振動を液体であるリンパの振動に変換し、聴覚の機能を維持している。

蝸牛とは

変換されて内耳の中に入ったリンパの振動は、蝸牛へと進む。蝸牛は二回転半の渦巻き状の構造をしている。内部は外リンパの入った二階建て構造と、内リンパの入った中央階からなっている。

前庭窓から進入した振動は前庭階で渦巻きの頂点に向かい、階をかえてまた下降し、蝸牛窓《かぎゅうそう》と呼ばれる窓から内耳の外に出ていく。

その過程で、中央階の底部にある基底板が振動する。基底板の振動は感覚毛を持つ内有毛細《ないゆうもう》胞を刺激して、神経の電気的な興奮として蝸牛神経《かぎゅうしんけい》に伝わる(図Ⅱ-3下)。

振動の周波数(音の高さ)によって基底板が振動する部位が異なっており、それにより音の高さが弁別されて伝わっている。また近くには内有毛細胞と同じく感覚毛を持つ外有毛細胞《がいゆうもう》があり、振動を受容する感度の調整を行っているといわれている。

平衡覚

内耳は聴覚の機能とともに、平衡覚をつかさどる重要な役割を持つ。直線加速度を感知する前庭の耳石器《じせきき》(卵形嚢《らんけいのう》、球形嚢《きゅうけいのう》)、回転加速度を感知する三つの半規管(上半規管、後半規管、外側半規管(図II-2参照))により、頭部に生じた加速度が三次元的に感知され、前庭神経に送られる(詳しくはV章1節で解説する)。

6　聴神経

内耳で感受した聴覚情報を伝える蝸牛神経、平衡覚情報を伝える前庭神経の両者を合わせて、聴神経と呼ぶ。これらの神経は側頭骨内を走行する顔面神経と合流し、トンネル状の内耳道を経由して側頭骨を出て、頭蓋内に向かう(目次裏図1、図2参照)。

音を伝える構造の一つである内耳(蝸牛)には問題がなくても、聴神経に異常があれば音は脳に伝わりにくくなる。例として聴神経に腫瘍(聴神経腫瘍《ちょうしんけいしゅよう》)ができると、難聴になる。

7　聴覚をつかさどる脳

頭蓋内に入った蝸牛神経の聴覚情報は、延髄《えんずい》—橋《きょう》—中脳—間脳を経て上方の大脳に向かって、伝わっていく。この経路は、聴覚伝導路と呼ばれる。この過程で、大脳が聴覚の信号を認識できるように情報の処理が行われていると考えられている。

そして最終的に音が入った耳から聴覚伝導路を経由して、その耳とは反対側の大脳の側頭葉《そくとうよう》にある聴覚野に情報が伝達されて、私たちは音やことばを認知するのである。

脳梗塞《のうこうそく》などによって両側の聴覚野に異常を起こした場合、たとえ内耳や聴神経に異常がなくてもことばが認知できなくなる。例えば音が鳴っているのはわかるが、話している内容はまったくわからない、というような状態である。このような状態を、聴覚失認《ちょうかくしつにん》と言う。

コラム2　ヒト以外の耳の話

小森　学

最初にできたのは「平衡覚」

内耳にはⅡ章で説明したように音を感じる蝸牛《かぎゅう》(聴覚)とバランスを感じる前庭《ぜんてい》や半規管《はんきかん》(平衡覚)が存在します。どちらがより古くからあるのか？　答えは平衡覚です。なぜなら地球上には重力が存在することから、脊椎動物、無脊椎動物にかかわらず、どの動物でも似た構造をした平衡器を持っているからです。

めまいがすると「三半規管が……」と誰もが口にしますが、最初から三つあったわけではありません。脊椎動物の祖先である原索《げんさく》動物のヌタウナギでは半規管は一つしかなく、平面方向のみの回転しかわからない状態です。それが、ヤツメウナギに進化すると半規管が二つになり、魚類へと進化すると半規管はヒトと同じ三つになり、三次元での回転がわかるようになりました。

聴覚の進化

さて、聴覚はどうでしょうか？

私たち哺乳類は魚類から両生類へ進化した後に爬虫《はちゅう》類や鳥類、哺乳類などにわかれたとされています。聴覚を、この進化の流れからみていきます。音は水中では大きく減衰することなく遠くまで伝わります。そのため魚類では、骨伝導の構造のみで音を内耳に届けることが可能でした。魚は、ヒトが持っている耳介《じかい》や中耳がなくても内耳だけで音を感じることができるのです(正確には、側線器《そくせんき》という水の流れを感じる器官の一部でも音を感じます)。

やがて、魚類は陸に上がって両生類となりました。水中から大気中へと活動の場を変えたことは、生物学的に大きな変化をもたらしました。

まず音は、水中と空気中では伝わり方が大きく異なります。音の伝導速度は空気中が三四一メートル／秒、水中が一四八〇メートル／秒です。また、空気中では水中よりも音の強さは減弱し、遠くまで届かなくなってしまいます。そのため、水中では感じていた音が空気中では十分に届かなくなりました。

そこで、音を増幅させる仕組みが必要となり、両生類ではまず中耳を作りました。すなわち鼓膜《こまく》を作り、顎《あご》の骨を利用して耳小骨《じしょうこつ》ができあがりました。その後、爬虫類や鳥類では音をよりよく伝えるために外耳道《がいじどう》が、哺乳類になるとさらに集音機能を求めて耳介ができあがりました。

では、両生類の代表とも言えるカエルでは耳はどこにあるのでしょうか？　目の後ろにある凹みが鼓膜になります。中耳にはコルメラと呼ばれる骨が一つ存在し、内耳へと音を伝えています。

次に爬虫類はどうでしょうか？　トカゲは目の後ろの開口部が、外耳道にあたります。一方で同じ爬虫類でもカメは目の後ろの凹みが鼓膜なので、カエルに近いかもしれません。また、ヘビは外耳道もなく、全身から音を拾って内耳に伝えているので両生類よりも魚類に近い構造となっています。同じ爬虫類でも、からだの仕組みからだいぶ異なっていることがわかります。

鳥類も、両生類や爬虫類と同様に目の後ろの凹みが耳となります。さらに鳥類の蝸牛は渦巻きではなく真っ直ぐであり、ヒトでは再生しないとされている有毛《ゆうもう》細胞（音を感じる神経細胞）が再生すると言われています。

最近では、哺乳類と鳥類はどちらも鼓膜を持っているが、その起源が異なるという研究もあります。鳥類は恐竜の子孫とも言われており、恐竜も鳥類と同様に蝸牛は真っ直ぐであったとされています。進化は突き詰めると同じような構造になると言われており、これを〝進化の収斂《しゅうれん》〟と呼びます。もしかすると哺乳類と鳥類は、聴覚を獲得するためにそれぞれが独自の進化を遂げてきたのかもしれません。

独自な進化のクジラの耳

ちなみに陸に上がった後に、海に戻った生き物がいます。そう、クジラです。陸と違い、深く海に潜ることから激しい水圧の変化に耐え、音がよく伝わる水の中での生活に再度適応させるため、独自の進化を遂げています。

まず外耳道は、必要なくなるため閉鎖しました。目の後ろにある凹みが、閉鎖した外耳道の痕跡です。そして頭蓋骨《ずがいこつ》の中に内耳が埋め込まれたままだと音が同時に左右に伝わってしまい、音がどこから来たかがわからなくなります。そのため、内耳を頭蓋骨から分離させ、さらに左右独立した顎の骨を伝って内耳に伝えることで音源定位《おんげんていい》(Ⅲ章2節参照)を得ていると言われています。クジラの仲間であるイルカも、同じような構造をしています。内耳は固い骨なので化石として残ることも多く、イルカの耳骨は幸せを呼ぶお守りとされています。

無脊椎動物は

ここまで脊椎動物をみてきましたが、無脊椎動物はどうでしょうか？

聴覚専用の器官を持っているとされるのは、昆虫の一部のみです。ミミズなどは皮膚で低周波数を感じているとされていますが、これは音を感じているのではなく振動を感じているのかもしれません。昆虫には絃響器《げんきょうき》と呼ばれる単純な仕組みを持つものがあり、これは皮膚からニューロン(脳の神経細胞)まで数本の絃がつながっているものです。さらに蚊の触角などにあるジョンストン器と呼ばれる風速計に近い器官でも、音を感じているとされています。バッタやコオロギなどでは、両前脚に鼓膜器があります。脚の中の気管を通じて、気門《きもん》へとつながっていくので、脚で音を聞いていると思うと、不思議な感じがします。

音はどのように聞こえているのか

次に、音がどのように聞こえているか？という点について考えてみましょう。

脊椎動物の中では、哺乳類の聴力は高いとされています。可聴《かちょう》周波数の最高はコウモリの四〇万ヘルツ(Hz)であり、イルカが二〇万ヘルツ、イヌが一三万五〇〇〇ヘルツ、ネコは四万七〇〇〇ヘルツであるとされます。

ちなみにヒトの最高可聴周波数は二万ヘルツです。そのため二万ヘルツ以上の音は超音波と呼ばれています。鳥類ではニワトリなどはヒトよりも高周波数が聞きとれるものの、ヒトよりも可聴周波数が低いものも多く、爬虫類、両生類になるとほとんどがヒトよりも劣っています。

犬笛などはヒトには聞こえない音ですが、イヌには聞こえているのです。ネコが壁をじいっと見つめていることがないでしょうか？　一説には、何かしらの音を聞いているとも言われています。

また、逆にヒトの最小可聴周波数は二〇ヘルツであり、それよりも低い音は低周波数と呼ばれています。ゾウなどは、低周波数で数十キロ離れた仲間と足の裏を通じてコミュニケーションをとっているとも言われています。クジラも一〇～三九ヘルツという低周波数でコミュニケーションをとっています。

なお、「五二ヘルツのクジラ」と呼ばれる、通常よりも高い音で鳴く個体が知られています。一九八〇年代から定期的にその音が検出されており、「世界で最も孤独なクジラ」とも呼ばれています。

耳の位置と数

最後に、耳の位置や数を見てみましょう。

最初に書いたように、バランスをとる半規管は三つあります。そのため、聴覚や視覚だけで三次元で正確に情報をとらえるには、恐らくは三つの耳や目が必要なのかもしれません。しかし三つの耳や目を持つ動物はいません。もしかすると大昔には地球上にいたのかもしれませんが、仕組みが複雑になってしまうし、目と耳がそれぞれの情報を補っているため必要がないと考えられています。

ちなみにフクロウの一部は、音源探索能力を高めるため耳が左右で上下にずれていることが知られています。また、ミミズクの耳に見える部分は耳ではなく羽角《うかく》という羽であることは知っていましたか？

さらに、目や耳の位置によって大まかに草食動物か肉食動物かがわかると言われています。顔の横に目がある場合は広い視野をもつ草食動物であり、耳は後ろを警戒できるように自在に動かすことができます。肉食動物は獲物を捕獲するために目は顔の前面にあり、耳は草食動物ほど自在に動かすことはできません。ヒトは基本的には雑食ですが、これらのことから肉食が基本なのかもしれません。たまに耳を動かすヒトは実は草食なのかもしれないので、こっそり聞いてみてください。

III
耳のはたらき

今川記恵

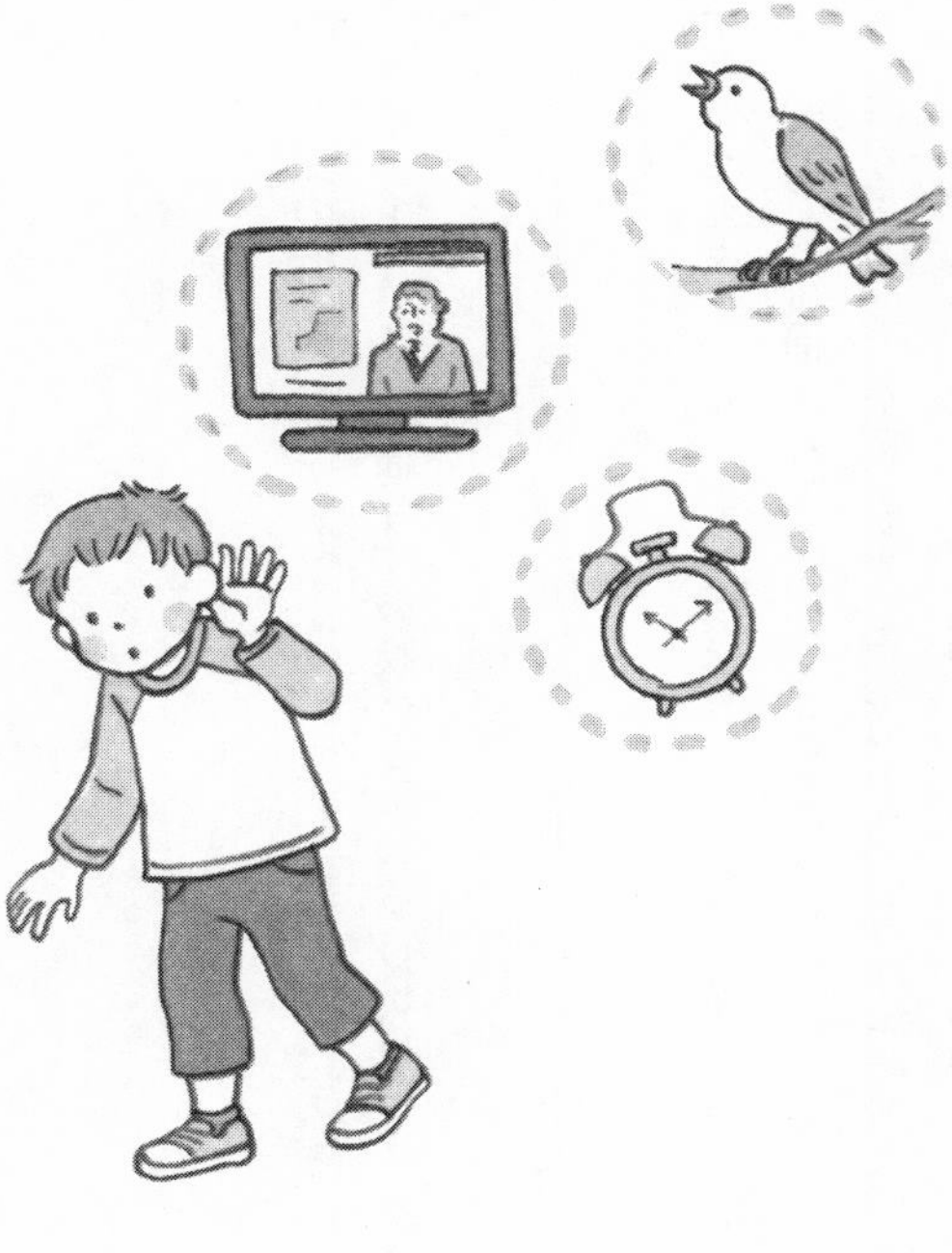

1　音を聞きとる

音が脳に伝わるまで

音やことばは目には見えないが、空気の振動(音波)として空気中を伝搬《でんぱん》し、耳に入る。耳に入った音波は、外耳道《がいじどう》というトンネルのような道を通り、鼓膜《こまく》へと伝わる(目次裏図1、図2参照)。

続いて、音は鼓膜から耳小骨《じしょうこつ》という小さな三つの骨へと伝わる。耳小骨のある空間は、中耳と呼ばれる。

中耳の奥は内耳と呼ばれ、蝸牛《かぎゅう》というカタツムリのような形をしており、音波を電気信号に変換する。その後、電気信号は脳へ到達し、処理されるという(II章参照)。

音やことばが空気の振動であるということは、空気がない真空の中では音は伝わらないということだ。真空管の中で音を鳴らしても、私たちはその音を聞くことはできないのである。

2　音のする方向がわかる

音のする方向がわかる理由

眼は二つあることで、空間の奥行の知覚が可能となる。同じように、耳が二つあり左右に離れていることで、音の方向を感じとることができる。

さらに、もともと備わっている生理的機能だけでなく、生まれてから成長する過程でさまざまな視覚と聴覚の経験を重ねることで、日常生活において物の大きさや形を認識し、音がどの方向やどれくらいの距離から聞こえてくるかを知覚することができる。

電車の中やカフェなど少し騒がしい場所などで片耳をふさいでみると、両耳で聞くことの効果が少し実感できるので、よかったら試してみてほしい。

両耳効果

両耳があることで、両耳加算効果《りょうじかさんこうか》(音を大きく感じることができる)、音源定位《おんげんていい》(音の方向がわかる)、カクテルパーティー効果(騒音下でも、ことばを聴きとることができる)といった効果が得られやすい。

両耳加算効果　片耳で音を聞くより、両耳で音を聞いたほうが音を大きく感じることができ、これを両耳加算効果という。音の大きさのレベルでは、片耳で聞くより両耳で聞いたほうが、三デシベル(dB)という大きさの加算が得られることがわかっている。

音源定位　日常生活においては、さまざまな音が存在している。そのなかで、どの方向から音がしているか、音の発生源(音源)の位置を知覚・認知することを音源定位という。左右の耳で聞こえる音の大きさの違いや、左右の耳に到達する時間の違いが音源定位の手がかりとして重要となり、両耳があることが音源定位に役立っている。

音源の方向について、生活のなかで右側から話しかけられた際に音源が右だと識別することは容易だが、音源が上下や前後の場合は識別が難しい。これは、耳が左右にわかれていることと関係がある。

カクテルパーティー効果　騒がしいパーティーや会合で、なぜ自分の聞きたい人の声がきちんと聞こえるのか不思議に思ったことはないだろうか。カクテルパーティー効果とは、名前の通りパーティーなど騒がしい場所でも、たとえば自分の会話している相手の声に注意を向け、会話の内容を聴きとることができる現象のことである。この現象は、耳が二つあることでより効果を発揮できる。

片耳難聴の場合はどうなるか

生まれつき片耳が聞こえない(聞こえにくい)片耳難聴は、一〇〇〇人に一人くらいの割合で発症すると報告されている(岡野由実)。大人になってからも、突発性難聴やメニエール病などで片耳難聴になることがある。

片耳難聴の場合、方向感がわかりにくくなる、騒音下での会話が聞きとりにくいなどの問題が生じる。これらの問題は、先天性(生まれつき)と大人になってからの後天性の発症では困難の度合が異なり、大人になってからの発症のほうが困難感が強い。

3　音が聞こえるのと、ことばを聴きとるのは違う

音の聞きとりと、ことばの聴きとり

音は、空気の振動から蝸牛において脳が処理できるよう電気信号へと変換される。蝸牛から聴神経《ちょうしんけい》に運ばれた音の情報は、脳まで複雑な経路で伝わっていく。音の聞きとり(認知)は、こ

の経路で行われる。

一方、ことばの聴きとりには言語野《げんごや》と呼ばれることばの処理を担う部位があり、そこでことばの理解、表出(発声や発語の調整)の準備を行う。

言語野は、大脳皮質のさまざまな場所に局在しており、音声言語のコミュニケーションに欠かせない。言語野のウェルニッケと呼ばれる部位では、主にことばの内容を理解し処理する役割を、ブローカと呼ばれる部位では主にことばを表出する役割を担っている(中川雅文)。

蝸牛から聴覚野《ちょうかくや》までの経路の間に、ことばの認知に必要な情報(周波数や時間情報など)の処理が行われるが、ことばの内容を理解するにはウェルニッケの言語野での処理が重要となる。また、聴きとったことばに対して応答する場合には、ブローカの言語野で発話内容を組み立て、話すために必要な発声や発語を担当する各器官へ運動の指令を送る。

さらに重要なのは、言語野でことばを処理するためには、ことばが獲得(学習)されている必要があるということである。

私たちの頭の中にはことばの辞書のような引き出しがあり、学習や経験により「お・は・よ・う」という音が聞こえたら、それが朝の挨拶の「おはよう」という意味だとひもづけられる。生まれてからさまざまな音とことば、音と日常の周囲の環境音のひもづけ体験を経て、ことば(音声での言語)の辞書が形成されていく。初めて耳にする外国語について、音は聞こえても何を言っているかはわからないように、音の聞きとりと、ことばの聴きとりは異なるのである。

ことばの聴きとりとコミュニケーション

音声言語でのコミュニケーションを語る際によく使われるモデルに、「スピーチチェーン」というものがある(デニシュ、ピンソン)。このモデルによると、私たちがふだん何気なく会話をしていることは、複雑な手順を経ているのだということがわかる。

まず、話し手は相手に伝えたいことを頭の中でことばとして組み立て、脳から発声や発語を担当する器官に指令を送る。送られた指令は、各器官により音声言語として産み出され、発声される。

発せられたことばは、空気中に振動として伝搬され、相手の耳に届く。相手の耳、聴覚器では聞こえた音声情報は脳に送られる。送られた音声情報は、聞き手側の脳で処理される。この際、話し手の性別、表情、発話速度、イントネーションなどの情報も、送られたことばの情報を処理するうえでの手がかりとなる。

このように、音声言語でうまくコミュニケーションをし、文化を築くことができるのは、人間ならではの能力と言える。

4　耳と平衡感覚

内耳は、音の感覚器官である蝸牛と、平衡器官である前庭《ぜんてい》・半規管《はんきかん》(前庭器)で構成されている(Ⅱ章図Ⅱ-2参照)。また、前庭器はジャイロのように、重力や方向の加速度を感知できる。蝸牛は聴覚器のセンサー、前庭器は平衡感覚器のセンサーとしての働きがある。

平衡感覚を制御することには、内耳の前庭器以外にも、視覚や体性感覚(主に足の裏からの感覚)からの情報が脳の中枢で整理されることも関係する。脳で処理された情報により、自分自身のいる空間を認識し、眼球運動や姿勢や運動を制御することで平衡感覚を保っているのである。

前庭器は、平衡感覚を保つうえで重要な役割を担う。前庭器である前庭・半規管の疾患では、前庭器は蝸牛と連続しているので、めまいやふらつきの症状とともに、場合によって聞こえにくさの症状が現れる。

前庭器も、蝸牛と同様に有毛《ゆうもう》細胞や前庭神経が分布するが、加齢にともなう変性と萎縮により、その数は減少する。

また、加齢により、筋力や体性感覚が鈍くなり、さらに脳の中枢機能の変化によって、高齢者はふらつきやすく、転倒しやすい(加齢性平衡障害)。そのための対策として、筋力トレーニングや足底の感覚強化、杖の有効活用などが推奨されている。

コラム3　音で耳年齢がわかる？

平林源希

駅の構内やスーパーの入り口などで、キリキリという不快な非常に高い音を聞くことが近年多くなりましたね。あの音はモスキート音といい、猫よけという場合もあるようですが、多くは公共の場所での若者の不適切な行動を抑制するために使用されているといわれています。なぜ若者を対象に、あの音が使用されるのでしょうか。

音の高さ

まず、人が知覚する音の高さについて考えてみましょう。

人が認識できる音の高さ（周波数）は一般に二〇ヘルツ（Hz）から二万ヘルツと言われていますが、どの高さも一様に聞こえるわけではありません。

人は一〇〇〇～四〇〇〇ヘルツで音を感じとりやすく、四〇〇〇ヘルツ付近が最も敏感であることがわかっています（Suzuki and Takeshima）。

大まかに言えば、落ち着いた会話の声の高さは男女とも五〇〇ヘルツ以下、女性ソプラノ歌手の高音ですら二〇〇〇ヘルツ弱と言われます。その一オクターブも上の四〇〇〇ヘルツは、人にとって必要なのか？と思われるかもしれません。実は四〇〇〇ヘルツは、さ行やた行などの子音を担う部分として重要なのです。

私は職業上、実験室でサルやネズミの聴力や声の周波数を測定することがありますが、おもしろいことに、彼らにもまた自身の出せる高い声のさらに一オクターブ程度上に、聴覚の最も敏感な周波数があります。その真の理由は誰も知るよしもないのですが、もしかすると動物も子音に相当するものが彼らの会話に重要なのかもしれません。

耳年齢

次に、聴力と年齢の関係についてお話しします(以下、Wasano, Kaga, Ogawa による)。八〇歳では平均して二〇代の人に耳栓をした程度以上に聞こえにくくなっています。

聴力の低下は高齢になって急に進むわけではなく、一〇代から徐々に進んでいきます。一様に変化する傾向があるので、耳年齢というとらえ方があります。自分の聴力が、何歳の平均の聞こえに近いのかということです。耳年齢を知る大きなメリットの一つは、実際の年齢にとらわれず、聞こえを補うべき時期がわかることです。

年齢による聴力低下は、現代の医療では元に戻せません。日本では欧米と比べて、補聴器を敬遠する傾向があります。Ⅶ章で述べられますが、難聴を放置することが認知症のリスクとなると推定する有名な報告があります。

まったく聞こえないわけではないから、と補聴器をつけないで、でも会話を敬遠する人は実際よく見かけます。聴力のレベルにもよりますが今の補聴器はかなり進歩しているので、身近にそのような人がいたら、この話をしてみてください。外見と違って、耳年齢は自他ともに気づきにくいので注意が必要です。

高い音から聞こえにくくなる

もう一つ、先ほどの Wasano ほかの日本人における研究によると、歳をとると「高い音から聞こえなくなっていく」、またその程度も「高い音ほど年齢により差が出やすい」ということです。

この差を利用したのが冒頭に述べたモスキート音です。モスキート音は一般に一万七〇〇〇ヘルツ以上で発せられる高周波音で、これは電子機器から漏れるような高い音です。この音は一般的な聴力測定の対象ではなく、これが聞こえなくても生活に支障はありません。年齢が上でも聞くこと自体はできる人はいると思いますが、若者には想像以上に不快な音量で聞こえているのです。

不快感を社会利用することは、個人的にはあまりよい方法とは思いませんが、モスキート音のような高周波帯で若いうちから聴力のチェックをし、難聴の予防に役立てようという動きがあります。その背景としては、騒音下の職場環境や、日常的なイヤホンやヘッドホンの長時間使用などが、高齢になってからの聴力低下や、「聞こえ」がよくても「言葉の聞きとり」が悪くなることに関連するのではないか、と考えられているからです。

長時間イヤホンやヘッドホンを使う世代がまだ高齢になっていないため、これからデータが蓄積されて明らかになっていくことと思いますが、恐らく何らかの差が出ると思います。「目が疲れるからテレビを長時間近くで見ない」というのは、もはや慣用された言い方になっていますが、「耳が疲れるから長時間大きな音を聞かない」が、今後、世間に馴染んでいくかもしれません。

IV
耳の病気

山本和央

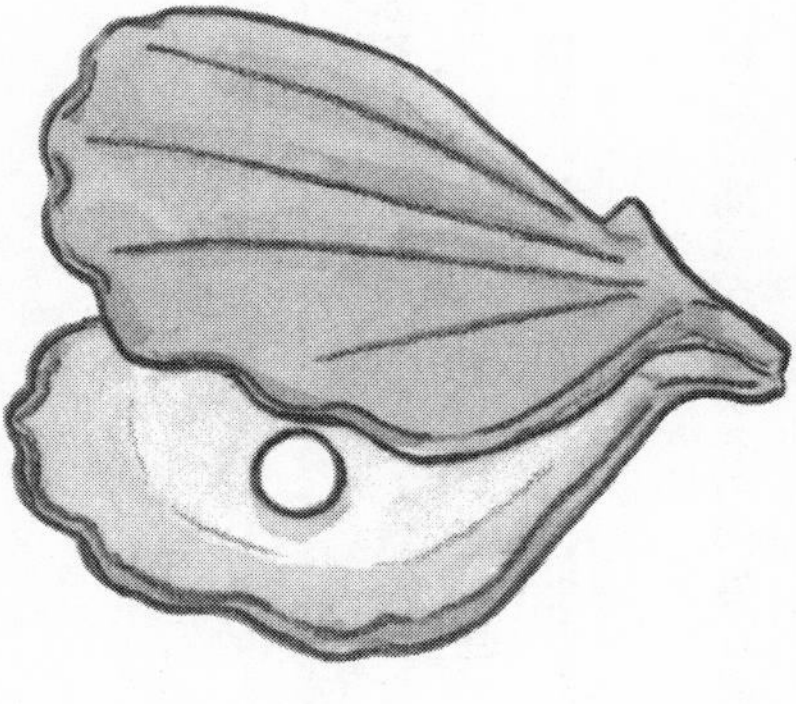

1　外耳の病気

外耳道炎《がいじどうえん》(外耳炎)

外耳道に細菌感染をともない、痛みや耳漏《じろう》を生じるようになる状態を外耳道炎という。日常の診療で、外耳の病気で一番多く遭遇する病気である。

耳かきの習慣が原因でなることが最も多く、ほかに水泳や補聴器の使用なども誘因となる。黄色ブドウ球菌という細菌が原因のことが多い。症状は激しい耳の痛みや耳漏、外耳道が腫《は》れることで耳がつまった感じ(耳閉感《じへいかん》)や聴力低下をきたす。ひどい場合は発熱をともなうことがある。

同じ耳の痛みでも中耳炎と違って、耳介《じかい》を後上方にひっぱると痛みが強まるのが外耳道炎の特徴である。

治療は抗菌薬の点耳薬《てんじやく》や炎症を抑えるステロイドの軟膏や点耳薬を使用し、ひどい場合は抗菌薬を内服する。

耳垢塞栓《じこうそくせん》

耳垢塞栓とは、耳あかが外耳道に充満し、自然に排泄されず外耳道を塞いでしまっている状態をいう。つまり耳あかが溜まりすぎた状態である。原因としては不適切な耳掃除のほか、耳あかが体質的に湿っている人は溜まりやすい傾向にある。また、何年も耳掃除をしない高齢者などに多くみられる。

外耳道は、本来は自浄作用が働くため、外耳道の奥に溜まった耳あかは同じところに留まらず外まで運び出される。綿棒で耳あかを逆に押し込んでいる場合もあり、これが原因で耳垢塞栓となっていることもある。頻回な耳掃除も注意が必要で、月に一、二回程度、外耳道の入り口に出てきた耳あかを綿棒などで拭うように掃除する程度で十分である。

外耳道に溜まりすぎた耳あかは、自分で無理に取ろうとすると外耳道を傷つけたり、場合によっては鼓膜《こまく》を傷つけたりする可能性があるため、むやみに自分で取ろうとせず、耳鼻咽喉科を受診し、取ってもらう必要がある。

外耳道異物

子どもが故意に外耳道におもちゃなどを入れてしまったり、ピアスや毛髪が偶発的に入ってしまう場合や、虫などが外耳道に入り込むこともあり、これらを外耳道異物という。子どもが異物を入れてしまったことを自分から親に伝えることもあるが、親が偶然見つけるケースもある。

大人で多いのは、綿棒で耳掃除中に先端の綿花が残ったままになっているケースである。いずれも耳鼻咽喉科を受診し、摘出する必要があり、子どもの場合はじっとしていられず協力が得られないと全身麻酔をかけて手術で取らなくてはいけなくなることもある。最も危険な異物の一つはボタン型電池で、時間が経つと周囲の組織を痛めてしまうので早急に摘出する必要がある。

サーファーズイヤー

サーファーズイヤーとはサーファーに頻繁に生ずるため命名された病気であり、正式には外耳道骨腫《こつしゅ》と呼ばれる。外耳道に長い間、繰り返し冷水などの刺激が加わることで外耳道の骨が増殖するもので、それにより外耳道の中が狭くなってしまう。そのため、サーファー以外にもマリンスポーツをする人やダイバーなどにも多い。長い経過で引き起こされるので、サーフィン経験年数が長い人や、サーフィンの頻度が多い人ほどなりやすい。軽度や初期のものは症状はあまりないが、骨腫が大きくなったり増えることで外耳道が狭くなると、水が抜けにくくなり、耳閉感や痛み、聴力低下などの症状が出る。これらの症状が出て困るようになったら、手術により骨腫を切除しなくてはならない。

外耳道真菌症

外耳道真菌症とは、外耳道にカビ(真菌)がはえ、繁殖する病気である。耳の中にカビがはえると聞くと驚くかもしれないが、耳鼻咽喉科では珍しくない病気である。カビ(真菌)の感染と言えば水虫がよく知られているが、外耳道でも水虫と同様なことが起こり、外耳道の皮膚にカビが感染することがある。

通常はカビが繁殖することはないが、免疫力が低下したり、頻回に耳掃除をして外耳道の皮膚に傷がつくとカビの感染が起こりやすくなり、激しい耳のかゆみや耳漏、痛み、耳閉感などの症状が現れる。糖尿病などほかの病気をかかえている人やステロイドなどを長期間服用している人は、免疫力が低下しているため外耳道真菌症になりやすい。

治療は耳鼻咽喉科で外耳道をきれいに清掃し、外耳道の中を洗浄したり、カビを治すための軟膏を塗布したりする。外耳道は狭いため、いったんカビが感染すると繁殖しやすい環境であり、細菌が原因でなる外耳道炎などと比べると、治るまでに時間がかかることが多い。そのため根気よく、耳鼻咽喉科での治療が必要である。

外耳道真珠腫《しんじゅしゅ》

真珠腫というと一般的には2節で述べる中耳真珠腫を指すことが多いが、外耳道にも真珠腫ができることがある。真珠腫といっても、真珠のような光沢をもったできものができるわけではない。

外耳道真珠腫というのは、外耳道の皮膚が、耳かきや外傷など何らかの原因で、本来は外耳道の皮膚が存在しない骨などの組織に入り込み、皮膚の上に耳あかを溜めながら骨を壊して進行する病気である。骨を壊しながら進行する点で中耳真珠腫と似ているが、原因は不明であり、高齢者にみられることが多い。外耳道の自浄作用が失われていることが多いため、定期的に耳鼻咽喉科での耳掃除が必要である。

外来での耳掃除で治療がむずかしい場合は手術が必要となることもあるが、多くの場合は定期的な外来通院での耳掃除で治療は可能である。

外耳のできもの（外耳の腫瘍）

外耳にもまれではあるが、できもの、いわゆる腫瘍ができることがある。良性の腫瘍から、4節で述べるがんや悪性の腫瘍ができることもある。

良性の腫瘍の場合は小さくて無症状であれば経過をみることもあるが、一般的には摘出することが可能であれば手術で切除するのが望ましい。

2　中耳の病気

急性中耳炎

急性中耳炎とは、子ども、特に乳幼児に多くみられる中耳の感染症である。

風邪などをきっかけに、耳と鼻の突きあたりのの〻ど（上咽頭《じょういんとう》）をつなぐ耳管《じかん》を通って細菌やウイルスが中耳に侵入して感染を引き起こし、炎症をきたした状態が急性中耳炎である。痛みや耳閉感の症状や聴力低下をきたし、発熱の原因となる。

中耳腔《ちゅうじくう》(鼓室《こしつ》。目次裏図1参照)に膿などが溜まりすぎると鼓膜が自然と破れ、膿が自然と外の外耳道に排出されて耳漏の症状もきたす。この場合は膿が外耳道に排出されることにより中耳内が減圧されるため、鼓膜が破れずに中耳に膿がパンパンに溜まっているときよりも逆に痛みは軽減する。

乳幼児などは自分で症状を訴えることができないため、不機嫌になったり耳をよくさわるなどの仕草がみられると、急性中耳炎になっているサインのことがある。

滲出性中耳炎《しんしゅつせいちゅうじえん》

滲出性中耳炎とは、中耳腔に何らかの原因で液体が貯留した状態で、急性中耳炎とは異なり、急性の炎症はないため耳痛《じつう》や発熱をともなわない中耳炎である。

外気との圧調節を行う耳管がうまく働かないと、中耳の粘膜から滲《し》み出てきた滲出液《しんしゅつえき》が中耳腔に溜まった状態となる。子どもは耳管が発達途中であり、さらに耳管の近くにあるアデノイドという扁桃《へんとう》組織が大きいことも多く、それが原因で滲出性中耳炎になりやすい。

大人の場合でも耳管の機能が悪かったり、腫瘍などで耳管が塞がれると滲出性中耳炎をきたす。急性中耳炎が治る過程で滲出性中耳炎になることもあり、そのまま滲出性中耳炎が遷延《せんえん》する（なかなか完治しない）こともある。

症状は主に難聴と耳閉感で、子どもでは症状に気づかれないままのこともあるので注意が必要である。子どもの滲出性中耳炎は自然治癒することも少なくないが、なかには遷延して後遺症のような形で中耳真珠腫などの難治性の中耳炎に移行してしまったり、言語発達に影響する場合もあるため、耳鼻咽喉科での適切な治療が必要である。

慢性穿孔性《せんこうせい》中耳炎

長い間、鼓膜に穿孔、いわゆる穴が開いている状態を慢性穿孔性中耳炎と呼ぶ。急性中耳炎の後や、耳かきなどで耳を突いてしまうなどの外傷による鼓膜穿孔、滲出性中耳炎の治療のときの鼓膜換気チューブ（Ⅷ章2節参照）留置後の鼓膜穿孔など、さまざまな原因で鼓膜に穿孔が生じ、その穿孔が続いている状態である。聴力低下や耳漏などの症状がみられる。

穿孔のサイズはさまざまで、それにより難聴もさまざまである。穿孔が小さい場合は聴力に影響しないこともある。穿孔のサイズにかかわらず中耳が外気に常にさらされるため、細菌などの侵入により感染を起こすと耳漏の症状が出る。

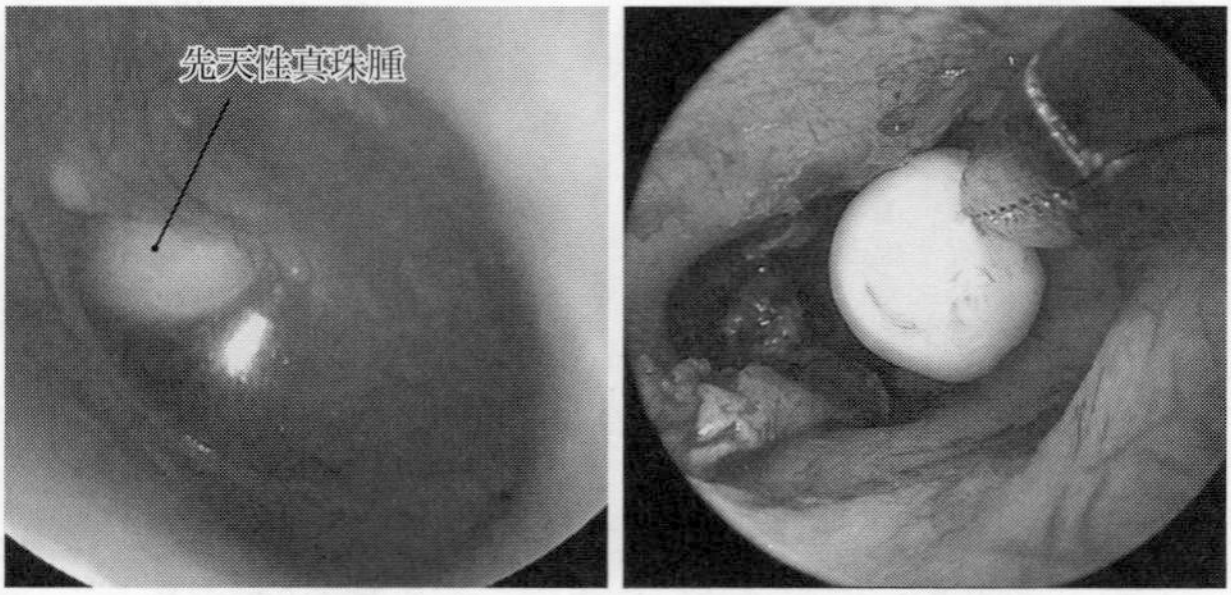

先天性真珠腫の鼓膜　　手術で摘出された先天性真珠腫

図 Ⅳ-1　先天性真珠腫(左耳．筆者提供)

中耳真珠腫(真珠腫性中耳炎)

中耳には真珠腫という代表的な病気がある。難治性の中耳炎の一つであり、いわゆる腫瘍とは異なる病気である。一八三〇年ごろに、あるフランス人医師が真珠のような光沢をもつ中耳炎を中耳真珠腫と初めて命名したと言われている。生まれつき真珠腫を持って生まれてくる子どもの先天性真珠腫と、生まれた後に発症する後天性真珠腫がある。

先天性真珠腫は、ある程度の大きさになったり症状が出るまで見過ごされてしまうことも少なくない。後天性真珠腫は、若い人から高齢者まで幅広い年齢層でみられる。

先天性真珠腫の初期のものは、鼓膜からまさに真珠のようにみえる(図Ⅳ-1)。しかし、そういったケースは限られており、実際、進行した場合や後天性真珠腫などの所見は、真珠とはほど遠い見た目であることがほとんどである

（図Ⅳ−2）。

角化扁平上皮《かくかへんぺいじょうひ》と言われる病的な外耳道の皮膚が中耳腔に侵入したり存在する状態で（本来、正常な中耳には角化扁平上皮は存在しない）、内部に耳あかを蓄積しながら増大し、周囲の骨を破壊して進展する病気である。病気の原因やどうして骨破壊が起こるのかは、詳しくはわかっていない。

症状としては、真珠腫に細菌感染が起こると耳痛や耳漏が現れる。耳小骨《じしょうこつ》の破壊による聴力低下や、顔面神経に炎症が及ぶと顔面神経麻痺《まひ》が現れ、真珠腫による内耳への炎症の波及や内耳の骨が破壊されると、めまいや不可逆的な内耳性の難聴（感音難聴《かんおんなんちょう》（Ⅰ章参照））をきたす。まれに炎症が頭蓋《ずがい》内に波及すると、髄膜炎や脳膿瘍などの生命にかかわる重篤《じゅうとく》な合併症を引き起こす危険もある。

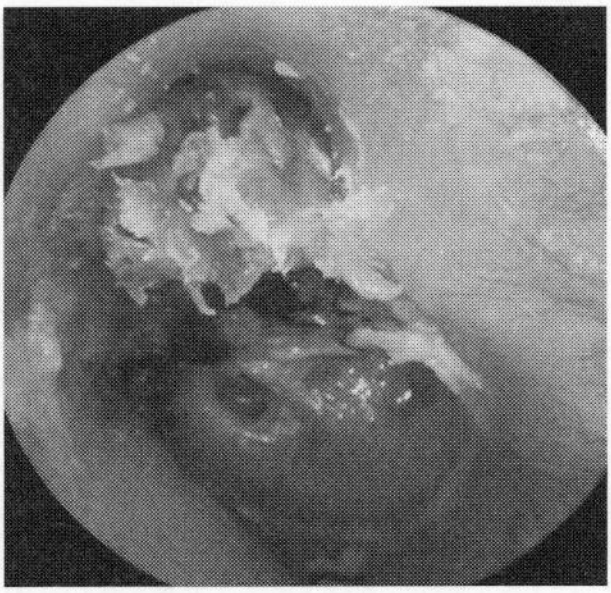

図 Ⅳ−2 後天性真珠腫の鼓膜（左耳．筆者提供）

初期の後天性真珠腫で、無症状や、耳漏や難聴の症状が軽度の場合は、抗菌薬の点耳薬や耳鼻咽喉科の外来での清掃で感染がうまく抑えられれば、手術をせずに経過をみることは可能である。しかし、それには真珠腫の進行具合や程度をよく把握しておく必要があり、むやみに漫然と経過をみるのは注意が必要である。

先天性真珠腫の治療は、原則として、早期発見と手術による摘出である。また、後天性真珠腫の根本治療も原則は、鼓室形成術と呼ばれる手術であり、重篤な合併症をきたす前に治療や手術をしなくてはならない。

耳硬化症《じこうかしょう》

耳硬化症は、生まれた後に発症する、後天性で原因不明の、難聴となる病気である。遺伝的要因が関連するケースもある。三つある耳小骨のうちの、アブミ骨といわれる人体で一番小さい骨が、原因不明で硬くなることで難聴をきたす。

白人に多くみられ、一方で、日本人を含めた黄色人種は白人と比べて発症頻度が少なく、人種間に頻度の差がある。男女差では女性にやや多くみられ、両耳になることも多い。発症は成人以降に多くみられ、初期は耳閉感で気づくことが多く、難聴は徐々に進行する。

適切にしっかり手術を行えば、高い割合で聴こえがよくなる。手術では硬くなったアブミ骨の代わりに、代用の人工のピストンを挿入する。

耳小骨奇形

耳小骨奇形とは、ツチ骨、キヌタ骨、アブミ骨という三つある耳小骨のうちのいずれかに生まれつき異常があるものである。身体のほかの部位に奇形があるケースは遺伝子異常がある場合もあるが、ほかの部位に症状がなく耳小骨奇形だけというケースでは、原因そのものは不明なことが多い。症状は難聴で、片側だけのことや、両耳のこともある。その程度はさまざまであり、治療としては手術や補聴器装用である。手術で聴こえの改善が十分見込める場合もかなり多いため、そのようなケースは積極的に手術を考えたほうがよいであろう。

耳の外傷

耳かきや綿棒などで突いてしまい、外耳道や鼓膜、さらに奥の耳小骨を直接的に損傷してしまうケースや、外耳道、鼓膜、耳小骨を平手打ちや頭部外傷など間接的な外力で損傷してしまうケースなど、耳の外傷はさまざまである。

鼓膜は外傷により穿孔が生じても、八割くらいの人は自然に閉鎖する。しかし、穿孔がそのまま残ってしまった場合や、耳小骨を損傷して難聴になってしまった場合は手術が必要である。

さらに内耳につながる箇所が損傷されると、内耳の外リンパが漏れ出す外リンパ瘻《ろう》という状態になり、めまいが出たり内耳性の難聴になってしまい、手術が必要となるケースがある。頭をぶつけて側頭骨《そくとうこつ》と言われる耳の周囲全体の骨が骨折する(側頭骨骨折)と、聴力低下に加え、顔面神経麻痺(顔面神経は側頭骨の中を通る)や頭蓋内の脳の周囲にある髄液が漏れる髄液漏《ずいえきろう》になる場合がある。

中耳のできもの(中耳の腫瘍)

中耳にも外耳と同様にまれではあるが腫瘍ができることがあり、良性の腫瘍では、神経細胞が集まる傍神経節《ぼうしんけいせつ》という部分からできるグロムス腫瘍や、側頭骨内の顔面神経からできる顔面神経鞘腫《しょうしゅ》があげられる。

外耳よりさらに頻度は少ないが、中耳にもがんができることがある(4節参照)。

特殊な中耳炎

結核菌が原因となる結核性中耳炎や、気管支喘息《ぜんそく》の患者に合併する難治性の好酸球性《こうさんきゅうせい》中耳炎、中耳の粘膜から血液成分が滲み出し、中耳内にその滲出液が貯留するコレステリン肉芽腫《にくげしゅ》、血管炎などの膠原病《こうげんびょう》のような全身の病気にともなう中耳炎など、さまざまな中耳の病気がある。

3　内耳の病気

メニエール病

メニエール病とは、内耳に内《ない》リンパが過剰に溜まる「内リンパ水腫《すいしゅ》」という状態で、めまいと難聴、耳鳴りなどを繰り返す病気である。ストレスや不規則な生活習慣、睡眠不足などが発症に関連すると言われている。

「メニエール」という単語は比較的知られているため、「めまい＝メニエール」と安易に判断されたり、耳鼻咽喉科医以外で指摘されることも少なくないが、実際に本当にメニエール病である人は限られている。

メニエール病と診断されたら、症状をうまく抑えて、生活に困らないようにコントロールして付き合っていかなくてはいけない。そのためには、まずは生活習慣の改善のための生活指導と適切な薬の服用が必要である。重度な場合は、まれではあるが手術をすることもある。

突発性難聴

その名のごとく突然発症する難聴が突発性難聴で、通常は片側性であり、朝起きたら突然片耳が聞こえない、などは典型的である。原因としてウイルス感染や血流障害、ストレスなどの諸説があるが、原因は不明とされている。

難聴や耳閉感や耳鳴りなどの症状があり、めまいをともなう場合もある。

基本的にはステロイド治療が主体となり、早期の治療が大事で、治療開始が遅くなってしまうと改善は期待できない。

良性発作性頭位めまい症

良性発作性頭位めまい症は、めまいの病気のなかで最も多く、BPPV(Benign Paroxysmal Positional Vertigo)とも呼ばれる。

内耳の中の重力などを感知する前庭《ぜんてい》という部分に、耳石《じせき》というカルシウムからできた小さな石がある。その耳石が何らかの理由で剝《は》がれ落ち、剝がれ落ちた耳石が内耳の半規管《はんきかん》に入り込んでしまい、その中で動くことで半規管が刺激され、めまいが生じる。外傷や長期の寝たきりなどが原因となることもあるが、耳石が剝がれる明らかな原因はわかっていない。

症状は特定の頭位でめまいが起こるのが特徴で、寝返りをうったとき、起床時に身体を起き上がらせたとき、洗濯物を干すのに頭を上げたときなどに、ぐるぐる回るような回転性のめまいが起こるというのは典型的である。基本的にめまいは長時間続くことはなく、数分程度でおさまる。メニエール病などと違って難聴や耳鳴りのような症状はともなわない。また、手足の麻痺や意識障害が起こることもない。

ぐるぐる回る強いめまいが突然起こるため患者は不安になりがちであるが、自然軽快することがほとんどで、半規管に入り込んだ耳石を元の位置に戻す理学療法(めまい体操)が有効である。

前庭神経炎

前庭神経炎とは、身体の平衡機能を司る前庭神経という脳から内耳につながる神経に炎症が起きる病気で、ぐるぐる回る激しい回転性のめまいを生じる。難聴や耳鳴りの症状はともなわない。

風邪などのウイルスに感染し、引き起こされると考えられており、先行感染といって、めまいが起こる一週間くらい前に風邪などにかかっていることが多い。

治療は、安静とめまいに対する点滴や内服薬の服用などの対症療法である。

内耳炎

内耳炎というのは、中耳炎や髄膜炎などによって内耳に炎症が波及して、難聴やめまいの症状を引き起こす病気である。細菌によるものとウイルスによるものがある。

細菌感染が原因のものは、主に急性中耳炎や真珠腫性中耳炎の細菌感染による中耳のひどい炎症が内耳におよび、生じることが多い。内耳炎から髄膜炎を引き起こす危険も、まれにある。

ウイルス性の内耳炎で、ウイルスが内耳へ感染する経路としては、中耳から感染する場合、血流にのって血液を介して内耳に運ばれ感染する場合、脳脊髄液から感染する場合、神経細胞が集まっている神経節と言われる箇所にもともと感染し、潜んでいたのが免疫力の低下により活性化する場合がある。

麻疹《ましん》ウイルス(はしかの原因ウイルス)、ムンプスウイルス(おたふくかぜの原因ウイルス)、水痘《すいとう》・帯状疱疹《たいじょうほうしん》ウイルス(みずぼうそうの原因ウイルス)が代表的な原因ウイルスである。麻疹ウイルスでは両耳で高度の難聴になり、ムンプスウイルスでは多くは片耳で高度の難聴になる。水痘・帯状疱疹ウイルスは、みずぼうそうが治った後もいろいろな神経節に潜んでおり、免疫力の低下した際にウイルスが活性化して悪さをする。

顔面神経膝神経節《しつしんけいせつ》と言われる神経節で水痘・帯状疱疹ウイルスが活性化すると、外耳道に湿疹を生じ、顔面神経麻痺、内耳炎による難聴、めまいの症状が現れる場合があり、ハント症候群と呼ぶ。

内耳奇形

内耳奇形とは、生まれつき蝸牛《かぎゅう》や三半規管などの内耳が正常と異なる形状であることを指す。出生前の胎生期に内耳が正常に形成されないことが原因である。偶然発見された場合や軽度であれば無症状なこともあるが、主な症状は難聴である。高度であると重度な難聴を生じる場合が多く、特に両側性《りょうそくせい》(両方の耳に症状がある)の場合は子どもの言語発達にかかわるので、早期診断と、補聴器装用や人工内耳手術などの早期の治療を始めることが重要である。

薬剤による内耳の病気

いくつかの薬剤には内耳に障害をきたし、難聴や耳鳴りの症状を引き起こすものがある。

アミノグリコシド系、グリコペプチド系という種類の抗菌薬や、白金製剤と呼ばれる抗がん剤、心臓病や高血圧の治療に用いるループ利尿剤などがそうで、解熱や痛み止めに用いるアスピリン(サリチル酸製剤)なども大量に服用すると難聴をきたすことがある。

薬剤による内耳の障害が疑われた場合は、すみやかにその薬剤の使用を中止する。両耳の難聴になり、難聴より先に耳鳴りを感じることが多い。使用を中止しても、アミノグリコシド系抗菌薬や白金製剤のように症状が不可逆的で永続的に続くものと、ループ利尿剤のように中止することにより症状は一時的で回復するものがある。

4　耳のがん

耳の外耳、中耳、内耳に発生するがんを総称して聴器がんという。ほかの部位のがんと比べると、きわめてまれながんである。そのなかでも外耳に発生する割合が多く、次に中耳で、内耳にできるがんというのは実際にはほとんどないと言われている。また、同じくまれではあるが、乳がん、肺がん、腎臓がんなどほかの部位のがんが側頭骨に転移することもある。症状は耳痛、耳漏、難聴などで、進行すると顔面神経麻痺などを生じる。ほかの耳の疾患と症状が似ていることもあり、なかなか診断がつきにくいケースも少なくない。外耳のがんに比べ、耳の奥の中耳や内耳のがんはより診断もつきにくく、予後は悪い。

病変そのものが放射線の効きづらい骨に囲まれていることもあり、手術が治療の中心（転移性のがんは除く）となる。しかしながら、病気が進行してから診断され、手術が困難なケースも少なくなく、そのような場合は抗がん剤治療や放射線治療となる。

5　子どもの病気

耳の病気で、子どもに一般的に多いのは急性中耳炎、滲出性中耳炎、耳垢塞栓、外耳道異物などである。これらは耳鼻咽喉科の日常診療でよく遭遇する。

子どもは中耳炎、特に急に耳を痛がる急性中耳炎になりやすいと一般的にもよく知られているが、これは大人と違って子どもの耳管は短く、かつ耳管の傾きが緩やかなため、鼻やのどの細菌やウイルスが中耳に入りやすかったり、耳管の機能そのものも未熟なためと考えられている。風邪をひくたびに中耳炎になるというのは、このような理由からである。

子どもの急性中耳炎は生後六カ月から二歳くらいが好発年齢《こうはつねんれい》で、小学校にあがる七歳くらいまではかかりやすいが、それ以降はかかることがグッと少なくなる。成長とともに耳管機能自体が発達し、また耳管が長くなり顔も面長になるにつれ、耳管の傾きもついてくるので、幼児期と比べて細菌やウイルスが侵入しにくくなり、風邪をひいても乳幼児期と比べて中耳炎になりにくくなるというわけである。

生まれつきの先天性の病気では、先に述べた先天性真珠腫、耳小骨奇形、内耳奇形のほかに先天性難聴があげられる。先天性難聴、つまり生まれつき難聴の子どもの頻度は出生一〇〇〇人に一人と言われており、先天性難聴のうち約七〇パーセントが遺伝性の難聴で、残りの約三〇パーセントが非遺伝性の難聴である。

遺伝性難聴については後の8節で述べるので、ここでは非遺伝性の難聴について述べる。非遺伝性の難聴には妊娠中のウイルス感染や薬剤によるものなどがあげられる。

サイトメガロウイルスは妊娠中の子宮内で感染し、出生後に難聴をきたす代表的なウイルスである。サイトメガロウイルス自体は、どこにでもいるありふれたウイルスである。たいてい幼少期に感染していることが多く、感染してもまれに風邪のような症状が出るか、無症状なことがほとんどで、感染したことに気づかない。七割くらいの成人女性がすでに感染して、抗体を持ち、免疫があると言われている。

抗体を持たない妊婦が妊娠中に感染した場合は、妊婦に症状がなくても、胎児に感染してしまう場合がある。感染しても必ずしも出生後に症状をきたすとは限らないが、難聴以外にも低体重、精神発達遅滞、肝臓や脾臓《ひぞう》の障害、小頭症などをともなうことがある。両耳の難聴をきたし、中等度から高度の難聴で進行することも多い。サイトメガロウイルスには、有効なワクチンや薬は今のところないのが現状である。

風疹ウイルスも、出生後に難聴を生じるウイルスである。風疹ウイルスに免疫のない妊婦が妊娠初期に感染すると、風疹ウイルスが胎児に感染し、出生時に先天性風疹症候群という病気を引き起こす。先天性風疹症候群は、難聴と白内障、心疾患が三大主徴《しゅちょう》である。難聴の程度は軽度から重度のものまでさまざまで、一般的に両耳のことが多いが、片側性のこともある。出生直後の聴力は正常であっても、二〜三歳までに遅れて難聴を生じることがあり、注意が必要である。風疹の抗体がない妊娠可能な年齢の女性の場合は、ワクチン接種しておくことが望まれる。

薬剤による非遺伝性難聴で代表的なものが抗菌薬であり、なかには妊娠中に服用すると生まれてくる子どもの難聴に関連しているものがある。妊娠中の服薬は、とにかく気をつけるべきである。

6　高齢者の病気

高齢者の代表的な耳の病気と言えば、老人性難聴(加齢性難聴)である。加齢にともなう生理的変化として両耳の内耳性の難聴(感音難聴)になる身体的機能の低下の一つである。有毛《ゆうもう》細胞をはじめとした内耳の細胞や組織が加齢により減少したり、退縮していくことで不可逆的な難聴を生じる。高音域の音から聞こえづらくなり、徐々に進行していく。加齢にともなう難聴は、耳に音は入ってきて話しているのはわかるのだが何を言っているかわからないといったように、言葉の理解度が落ちてくるのが特徴である。

老人性難聴を改善する治療法はなく、今のところ決定的な予防法もないのが現状である。難聴が進行すると日常生活に支障をきたすため、聴力を補うということが必要になり、補聴器がその代表である。高齢者は難聴が進むと人と会話することに消極的になったり、外に出たがらず家に籠もりがちで、社会的な孤立状態になると、その結果、認知症のリスクが高まってしまう。聴覚を刺激することで認知機能の低下を抑制することもわかってきており(Ⅶ章参照)、補聴器を含め難聴に対する適切な対応が大切である。

老人性難聴以外の病気としては、加齢による外耳道の自浄作用の低下により耳あかが溜まりやすく、耳垢塞栓になりやすい。外耳道真珠腫も若年者より高齢者に多くみられる。耳のがんについてもほかのがんと同様で、高齢の人に多くみられる。

滲出性中耳炎は子どもに多いが、加齢による耳管機能の低下により高齢者にも多くみられる。高齢者では加齢による老人性難聴として見過ごされがちだが、実は滲出性中耳炎になっているという場合も少なくない。なかには鼻の突きあたりのの、どに腫瘍、特にがんができていて、それが耳管を塞ぐことで滲出性中耳炎になっているケースもあるので注意しなくてはならない。

7　大きな音が引き起こす難聴

大きな音は内耳の蝸牛《かぎゅう》の中の神経細胞に影響を与え、難聴を引き起こす。短時間の音の暴露や刺激で生じる急性の音響外傷と、すぐには難聴をきたさないものの騒音に長期間さらされて生じる騒音性難聴がある。

音響外傷は、爆発音や銃声などきわめて強大な音に暴露されると瞬時に障害され、難聴になるものである。また、コンサートなどのライブ会場で大音響に短時間さらされても難聴になるが、これも音響外傷にあてはまる。騒音性難聴は職業によるものが多く、工場の機械音や工事の音などに長期間さらされることで起こる。すぐには難聴をきたさない程度の騒音に数年間にわたって暴露され、引き起こされる。

急性の音響外傷については、ほかの急性の内耳性の難聴(感音難聴)と同じでステロイド治療となるが、ほかの急性の感音難聴と比べて回復は悪い。騒音性難聴については、治療法がなく、回復は見込めないため、予防が重要で、騒音に暴露されるのを避けるような配慮や工夫が必要になる。

8 遺伝子が関係する耳の病気

遺伝子が関係する耳の代表的な病気は、遺伝性難聴である。従来は家族内に複数の難聴の人がいる、つまり家族歴のある場合を遺伝性難聴とされていたが、近年では遺伝子解析の発展にともない、家族歴のない難聴の人でも遺伝子の関連が多いことがわかってきており、約一〇〇種類近くの原因遺伝子が明らかになっている。

また、大人になってから発症する難聴にも遺伝子の関与が明らかになっているものがあり、四〇歳未満の若年で発症し、両耳とも徐々に難聴が進行する若年発症型両側性感音難聴と言われる病気は難病に指定されている。

5節で、出生一〇〇〇人に一人の先天性難聴のうち約七〇パーセントが遺伝性難聴と述べたが、その遺伝性難聴は、難聴のほかに眼、筋・骨格系、皮膚、腎臓、神経、内分泌・代謝系などに異常がみられる症候群性難聴と、難聴以外には症状がない非症候群性難聴にわけられ、その割合は約三〇パーセントが症候群性難聴で、約七〇パーセントが非症候群性難聴と言われている。

症候群性難聴には、腎臓の異常をともなうアルポート症候群や、眼の異常をともなうアッシャー症候群、ワーデンブルグ症候群など、比較的多い症候群もあるが、多くの症候群はまれであり、疾患の種類は非常に多いものの、それぞれの患者の数は少ないという特徴がある。

遺伝子変異があると、聴覚に必要なタンパク質が作られなくなり、難聴が起こる。どの遺伝子のどこに変異があるかによって、病気の遺伝の仕方(遺伝形式)や子どもが難聴になるリスクも異なってくる。

難聴の原因で最も高頻度にみられる遺伝子はGJB2遺伝子である。このGJB2遺伝子が変異すると難聴を引き起こす。日本人の先天性難聴の約二〇パーセントにこの遺伝子の変異が見つかっている。
ほかに、細胞が生きるために必要なエネルギーを産生するミトコンドリアと呼ばれる細胞内小器官の遺伝子に変異がある場合も難聴になることが知られており、このミトコンドリア遺伝子の変異は母親経由で遺伝する。さらに、ミトコンドリア遺伝子の変異のある人は、アミノグリコシドという種類の抗菌薬に感受性が高く、つまりアミノグリコシドを使用すると聴力がより悪化しやすい。ミトコンドリア遺伝子の変異のある人は、さらに難聴が悪化することを予防するためにもアミノグリコシド系の抗菌薬の使用を避けなくてはいけない。

遺伝性難聴の遺伝子検査をすることにより、診断がつくだけでなく、治療法の選択や、今後の聴力の経過や合併症の予測などができる場合があるのである。

このように遺伝子検査では、原因や症状について詳しくわかるという点でメリットも多いが、遺伝子の情報は大変デリケートな個人情報であることにも留意したい。遺伝子異常が見つかったことにより自身の病気への心理的な負担感、次世代への遺伝の不安、血縁の方々への配慮などが生じる可能性も熟慮し、検査を受ける前に、まずは主治医や臨床遺伝専門医などの専門家と十分に相談することが重要である。

コラム４　ベートーヴェンと難聴

山本　裕

ベートーヴェン（Ludwig van Beethoven　一七七〇—一八二七年）は最もよく知られている作曲家の一人であろう。音楽室の壁に掲げられた「ぼさぼさ頭のしかめ面で斜に構えてこちらを睨んでいる」肖像画を、みなさん思い浮かべることと思う。彼はそのイメージ通りの重厚で壮大、かつ緻密な交響曲などを数多く作曲した。一方、誰しも親しみを感じるかわいらしいピアノの小品などさまざまな名曲を残したことはご存知の通りである。

ベートーヴェンの難聴

一七七〇年に、ドイツのボンで生まれたベートーヴェンは幼少期の家庭環境や、その後の家族や親戚との問題、確執などにより、さまざまな苦悩を背負ってその人生を送ってきた。しかし最も大きな苦悩は、彼が罹患《りかん》した進行性の難聴であったことは間違いない。難聴は二〇代後半から両耳に発症し、徐々に進行。三〇代には高度難聴に至り、四〇代にはほぼ、耳がまったく聴こえなくなったと考えられている。

難聴の原因については、たくさんの研究がある。耳硬化症《じこうかしょう》、パジェット病、梅毒、もしくはその治療に用いられた水銀による中毒、当時のワインに含まれていた鉛の中毒などがあげられているが、諸説あり(Thomas ほか、Binns and Low、Brotto ほかの各文献)、特定されるには至っていない。

障害と苦悩

ベートーヴェンの難聴の状況や苦悩の様子は、彼が難聴を自覚してから約六年が経過した一八〇二年(三一歳時)にウィーン郊外のハイリゲンシュタットで記した「ハイリゲンシュタットの遺書」から読みとることができる(ロマン・ロラン)。そこには、医師に相談しているのにもかかわらず難聴が進行していく苛立ちを「無能な医者」という強い表現で記している。

また社交の場での会話で彼だけが輪に交われない孤独感、音楽家である自分が難聴であることを悟られたくないため、もっと大きな声で話してもらうようには頼みづらいことなどの葛藤が吐露されている。そしてそのような苦痛や屈辱を避けるため、しだいに社交の場から足が遠のいていく状況を読みとることができる。

このような状況は、まさに難聴者の抱える普遍的な問題そのものである。医療への不信感とあきらめ、相手の会話を聞き返すことを躊躇《ちゅうちょ》する気持ち、社会から孤立していく不安感などが、非常によく表現されている。

難聴を支えた人々

ベートーヴェンが傑出した偉人とされる理由の一つは、音楽家にとって致命的と思われる難聴をかかえながらも、その後もさらにすばらしい音楽を創生し続けたところにある。彼が亡くなる一八二七年まで実に約三〇年間も、難聴をかかえつつ創作を続けたことになる。その意志の強さには改めて驚くが、同時に難聴者である音楽家ベートーヴェンを支えてきた人々がその陰には存在する(Perciaccante ほか)。

ドイツの発明家、技術者で音楽家でもあるメルツェル(一七七二―一八三八年)はベートーヴェンのためにさまざまな補聴器を作製、提供した。もちろん現代のような電気で駆動するものではなく、大きな開口部から外耳道《がいじどう》へ音を導入するものであった。いずれも真鍮《しんちゅう》製で、柄杓《ひしゃく》型のもの、ラッパ型のもの、頭部への固定器具がついたものなど、いろいろな工夫がみられる(写真)。

ちなみにメルツェルはメトロノームの普及に努めた人物でもあり、ベートーヴェンの記譜法

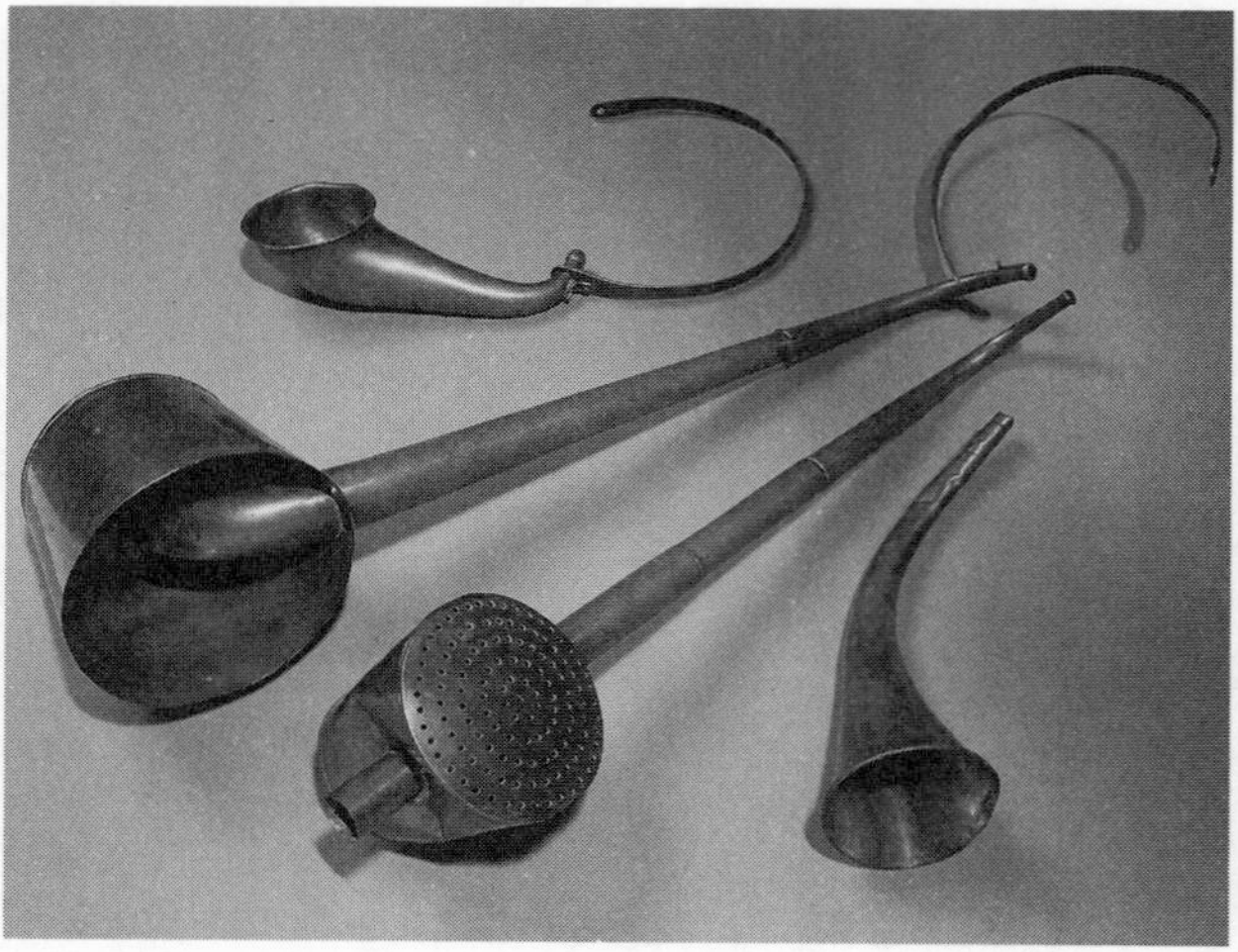

メルツェルによるベートーヴェンの補聴器．© Beethoven-Haus Bonn

にも影響を与えたといわれている。

もう一人はグラーフ(一七八二―一八五一年)である。

彼が作るピアノはショパン、ブラームス、マーラーなどにも愛されたが、ベートーヴェンには共鳴板をつけた特別なピアノを作製して提供した。

このように「偉大な難聴者」を、周囲の人々が当時の技術を尽くしてサポートしていたことは非常に興味深い。その時代のテクノロジーを駆使して障害をさまざまな形でサポートしていく姿勢は、最先端の補聴器、人工聴覚器などの開発へと形を変えながら現在に受け継がれている。

音の記憶と創作

先に述べたようにベートーヴェンは四〇代には、まったく耳が聴こえない状態になったと推測される。そのような状況にもかかわらず、彼の中期、晩期には数々の名作が生まれている。作曲時に使用するピアノの音を含め、外部からの聴覚情報が入って来ない状況で、あのような複雑な音列、音色、ハーモニーを含んだ壮大な交響曲が生み出されたことは、まさに驚嘆に値する。中途失聴者の場合、聴覚を失った後もそれ以前の音の記憶は脳内に残る。彼はそれまでに蓄積された膨大な音のサンプルを構築された脳内のデータベースから引き出し、合成し、それを譜面上に書き出していたことになる。

聴覚の情報処理、認知、記憶、楽曲の創造などについては、ほとんどが未解明である。今後のこの分野の研究の発展を注視していきたい。

ベートーヴェンと難聴について、彼の人生を辿りながら記した。そこからは、難聴者が抱える普遍的な苦悩、障害を克服する困難さ、周囲のサポートの重要性を学ぶことができる。また聴覚と音楽の創造とのかかわり合いなど多くのことを考えさせられる。

V
症状からはわかりにくいが、実は耳が原因だった

加藤雄仁

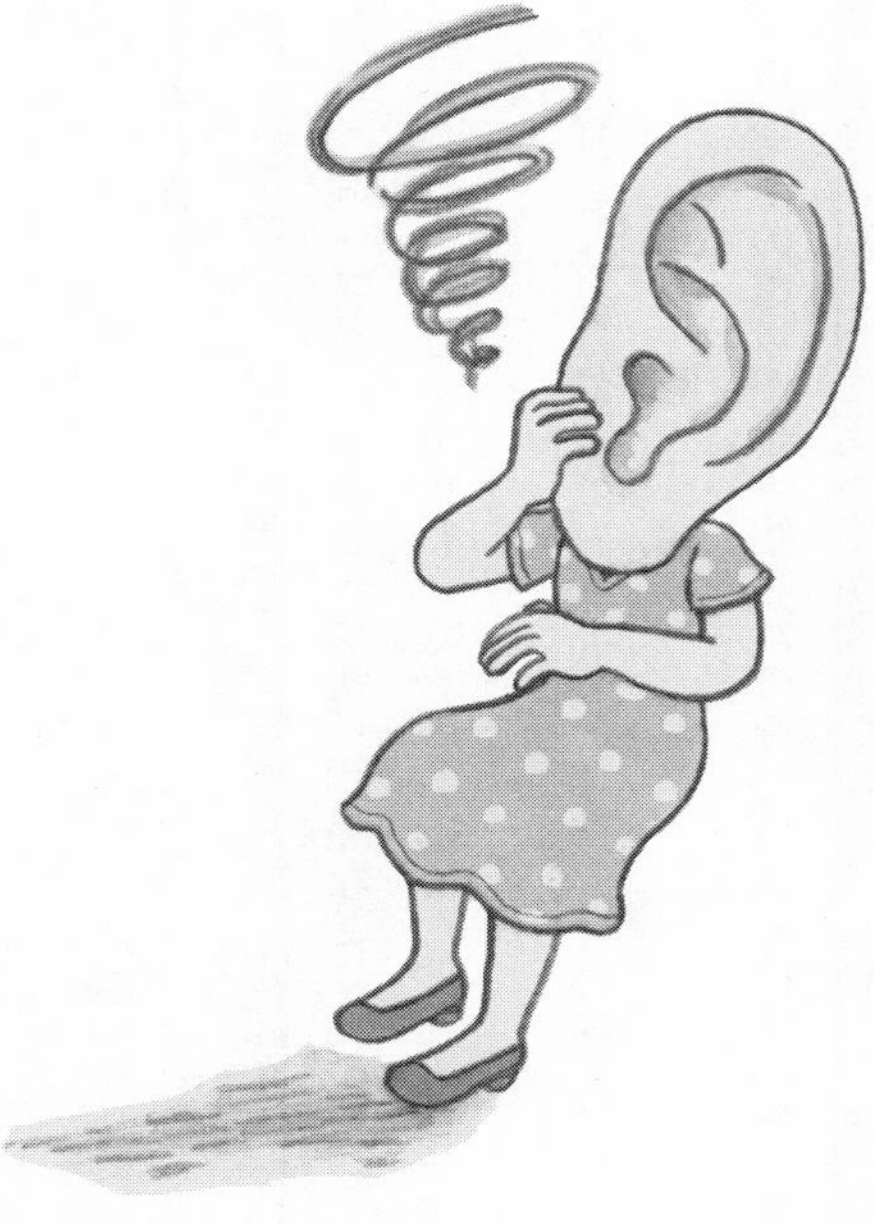

1 「めまい」とは何か？

耳とめまいの関係——空間識から考える

めまいは、「空間識が正しく機能しなくなったために生じる異常感覚」と定義されている。空間識とは自分を含めた物体の位置・方向・姿勢・大きさ・形状・間隔などに関する認識のことである。つまり、自分の動きや方向感覚と、まわりの状況が合致しなくなったときに感じる違和感をめまいと呼ぶのである。

空間識を構成する代表的なものは「視覚」「深部感覚」「前庭《ぜんてい》感覚」の三つであり、その情報は小脳で統合されている。

みなさんは電車に乗っているときに、隣の電車が動き始めたのを、自分の電車が動いたと誤解した体験はないだろうか？　このとき「視覚」によって空間識がひっぱられてしまい、錯覚を生じているのである。

「深部感覚」は、筋肉や腱に存在する受容器で感知している。歩行の際などには、足の裏から感じる深部感覚を利用している。歩いているところがやわらかいか、固いか、などを感じることができる。

空間識を構成するなかで最も重要な感覚が「前庭感覚」であり、それを感知するのが耳の役割となっている。前庭感覚は耳の中にある半規管《はんきかん》(目次裏図1参照)と耳石器《じせきき》という二つの器官で感知されている。それぞれの働きを確認していきたいと思う。

半規管

半規管は、頭部を回転した場合に生じる回転加速度を受容する器官である。Cの字のような形をしている器官で、なかにリンパと呼ばれる液体と、クプラと呼ばれるゼリー状のセンサーがある。頭を回転させるとリンパが動き、その動きをクプラが感知する仕組みとなっている。

半規管は左右三つずつあるため、一般的に三半規管と呼ばれており、その三つはそれぞれ前、後、横(左右)の方向を担当している。合計六つの半規管のおかげで、前後左右どの方向に頭が回っているかを感知することができる。

耳石器

耳石器は、直線加速度を受容する器官である。毛のような台座の上に耳石と呼ばれるおもしがのっており、その耳石の重さを利用してセンサーが加速度を感知している。耳石器は左右二つずつ存在し、垂直方向を感知する球形嚢《きゅうけいのう》と水平方向を感知する卵形嚢《らんけいのう》がある。重力も垂直方向に働く直線加速度の一つであるため、耳石器は重力を感知する器官ともいえる。これにより自分が立っているのか横になっているのか、どのくらい頭部が傾いているのかなどを感知することができる。

また耳石器の機能が低下すると、重力を正確に感知できなくなり、「ふわふわする」と感じるようになる。

これらの器官で感知された情報は、前庭神経を通じて脳に伝達される。

「目が回る」こと

めまいは漢字で「眩暈」と書き、めまいと読んだり、げんうんと読んだりする。この眩暈という漢字二文字が表している症状は、くらくらして目の前が見えにくく、目がぐるぐると回ってぼーっとした感覚となる、という状況であろうかと思う。

めまいが起こったときに、実際に目が回っていることが確認される場合がある。後で述べる眼振《がんしん》という現象が見られる場合である。

めまいが起こっている本人は目の前がぐるぐる回って見え、付き添い者もめまいがしている人の眼球が自発的に激しく規則的に動いているのを見ることができる。この現象は、一見すると目の症状と思われがちで、だからこそ〝めまい〟と呼ばれているのであるが、実際には内耳の半規管が深くかかわる耳の病気であることが多い。

前庭動眼反射《どうがんはんしゃ》

前庭動眼反射は、頭が動いたときに見ている景色がぶれないように機能している反射である。物を見ながら頭を動かしたときのことを想像してみてほしい。正常な状態であれば上下左右どちらに頭を動かしても、ぶれることなく物を見つめ続けることができるであろう。これは頭を動かすのと同時に、目が頭を動かした方向と反対側に動いているからこそ可能なことである。

そしてその目の動きは頭の動きと同じ速度、同じ角度分だけ動かなければならないのである。頭がどのくらい回ったかを半規管で感知し、その情報が前庭神経と脳のなかの橋《きょう》と延髄《えんずい》にある前庭神経核を介して、目を動かすための神経である動眼神経や滑車神経《かっしゃしんけい》に伝わり、目を頭と反対向きに動かすことができる。これが前庭動眼反射である。

前庭動眼反射は、日常生活のあらゆる場面で使用されている。歩いているとき、ヒトの頭は上下に動いている状態であるが、その状態でもヒトは道にある看板を読むことができる。では逆に前庭動眼反射がうまく働かなくなると、どうなるか？　ブレの補正がきかないビデオカメラのような状態になるので、見ている景色が手ブレした映像のように見えてしまう。そのため前庭動眼反射が機能しない患者さんは、「歩いているときには、向かってくる人の顔も性別も判別できない」ほど周りの状態を見ることができなくなるのである。

眼　振

眼振を実際に確認することは簡単である。同じ方向にぐるぐると回ると、目が回った状態になるであろう。そのときに目の動きを確認すると、目が勝手に動いている状態を確認できる。それが眼振である。なぜそのようなことが起こるのか？　そこに前庭動眼反射がかかわる。

ヒトが同じ方向(たとえば右方向)にしばらく回転し続けると、半規管が持続的に刺激される状態になる。その刺激は回転するのを止めた後も慣性によって続いてしまうため、半規管は、その後も右方向に動いているという情報を感知し続ける。

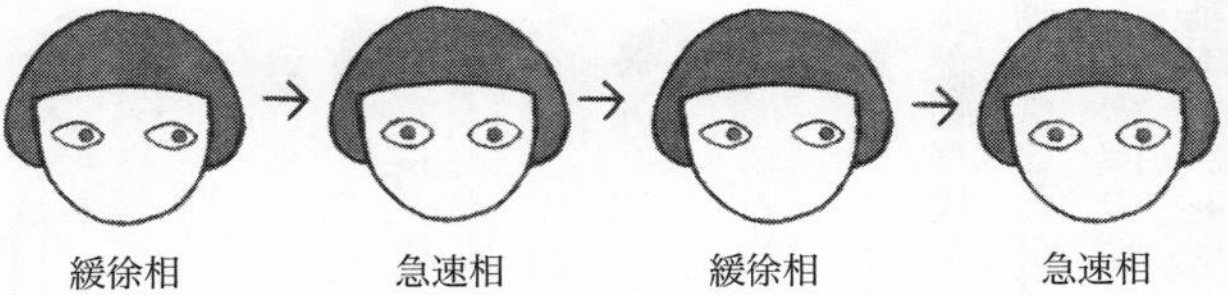

図 V-1　眼振の仕組み

すると前庭動眼反射により目は逆方向、つまり左のほうにゆっくりと動き続けようとする(緩徐相《かんじょそう》)。眼球は三六〇度は動くことができないので、左に行きすぎると反動的に右側に揺り戻すようにすばやく動く(急速相《きゅうそくそう》)。また眼球は左方向に動く、右側に揺り戻す、左に動く、右に揺り戻す……と反復していってしまう。そうすると景色はぐるぐる回っているように見える。この緩徐相と急速相の反復が起きた状態のことを、眼振と呼ぶのである(図V-1)。

何らかの疾患によって片方の半規管が持続的に刺激されるような状態になると、実際には頭は動いていないのに頭が動いているという半規管への刺激が引き起こされる。すると前庭動眼反射によって緩徐相が形成され、その後、急速相が引き起こされる。そのため、回転した後と同様な眼振が生じ、いわゆるめまいの状態となってしまうのである。

めまいの治療――代償とリハビリ

前庭機能の左右差が生じた状況になったとしても、ずっとめまいが続くわけではない。脳には前庭機能の左右差を調整するような機能があり、それを「代償《だいしょう》」と呼ぶ。代償には「静的代償」と「動的代償」がある。

静的代償はめまい発症から数日でできあがり、静止している状況であればぐるぐる回っているという感覚を抑制することができる。その状況では回転しているという感覚にはならず、ふわふわしているような感覚であったり、動いたときにふわっと身体がもっていかれるような感覚になったりする。そこから数カ月かけて動的代償ができあがり、歩いたり、頭を動かしたりなどの動作をともなう状況でもめまいを感じなくなる。

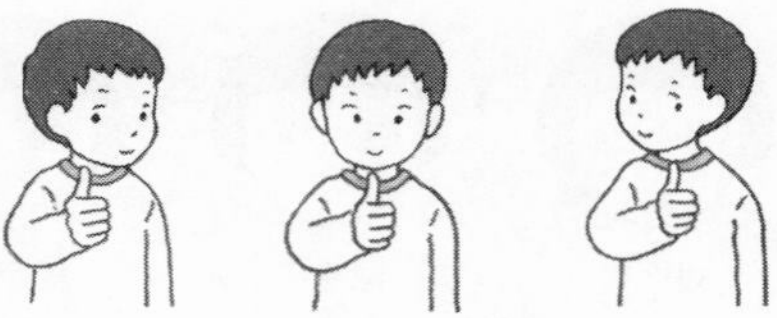

図V-2 前庭リハビリの代表例．頭を動かして「代償」を引き起こすことが重要である

めまいの治療にはこれらの代償、特に動的代償ができあがることが重要である。動的代償は頭が動く状況に慣れていくことでなされていくため、動的代償ができあがるには積極的に頭を動かすことが必要となる。

その頭の動きを効率的に行うために開発されたのが、前庭リハビリである。前庭リハビリの基本コンセプトは「一点を注視しながら、左右に頭を回旋すること」である(図V-2)。物を見ながら頭を左右に回旋させると、左右の前庭動眼反射が連続して生じることとなり、その連続刺激で代償が促進される。

2　顔の麻痺

顔面神経麻痺《まひ》

「眉毛が上げられない」「目が閉じにくい」「水が口からこぼれる」「口の動きが悪い」「顔が曲がっている」。これらは顔面神経麻痺の症状である（図Ⅴ-3）。顔面神経は顔の筋肉を動かす役割を担っており、それが麻痺してしまうことで先の症状が生じる。

顔面神経麻痺の治療は、多くが耳鼻咽喉科で行われている。なぜ耳鼻咽喉科なのか？　それは顔面神経の通り道の多くに、耳や頸部《けいぶ》が関係しているからである。

顔面神経の本体は脳幹《のうかん》の橋にある顔面神経核という部分にあり、そこから神経線維が延びている。神経は側頭骨《そくとうこつ》の

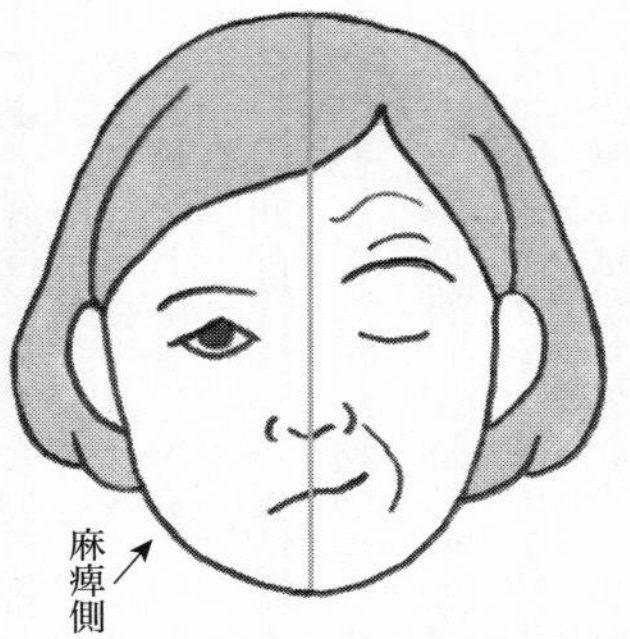

図Ⅴ-3　顔面神経麻痺の症状

中にある顔面神経管という細い骨のトンネルの中を通り、中耳を経由したのち、耳たぶの奥のほうにある茎乳突孔《けいにゅうとつこう》から側頭骨を出る。さらに耳の前にある耳下腺《じかせん》の間を貫いて、顔面を動かす表情筋に分布している。

この顔面神経核から表情筋までの経路のどこかが障害されると、表情筋が動かなくなり、その結果として顔面が動かなくなる。

また、顔面神経が通る側頭骨内の顔面神経管には、表情筋を動かす神経のほかに、味覚を伝える神経や、涙や唾液の分泌を調節する神経などが含まれており、顔面神経麻痺の際には、表情筋の麻痺ばかりでなく、味覚の障害や、涙や唾液の分泌量の変化などさまざまな症状がともなう。

ハント症候群

急性に発症する顔面神経麻痺を生じる疾患の代表としてハント症候群が挙げられ、これは水痘《すいとう》・帯状疱疹《たいじょうほうしん》ウイルスの神経節における再活性化が原因と言われている。ハント症候群では、顔面神経麻痺のほかに難聴やめまい、耳の痛み、耳介《じかい》周囲の発疹を生じることがある。

治療としては、抗ウイルス剤の使用と、神経のむくみをとるステロイド薬の使用が初期治療として挙げられる。顔面の神経を電気で刺激して反応をみる検査で重症と確認された場合には、神経の保護を目的として顔面神経管開放術と言われる手術が適応となることがある。この手術は耳の後ろにある骨を削開《さっかい》して行う耳の手術である。

このように、神経の走行や症状、果ては治療に至るまで、「耳」に大きく関係しているため「顔の麻痺」は「耳」の疾患なのである。

3　耳と頭痛

三叉《さんさ》神経と迷走神経

頭痛は多くの原因で生じる症状であるが、その原因のなかには耳が関係するものがある。耳の中で痛みを感知している神経は、外側部分では三叉神経、内側部分では迷走神経が中心である。三叉神経は頭部、顔面の知覚を担当する神経であり、迷走神経は、のどの中の知覚を担当している。

知覚の神経が共通しているため、耳の中の痛みを頭痛やのどの痛みとして感じることがある。耳の痛みや頭痛を引き起こす代表疾患は急性外耳《がいじ》道炎《どうえん》であるが、これは耳かきなどによって外耳道に傷がつくことで生じる。耳の中は痛みを強く感じやすいので、耳かきからひどい頭痛につながることもあるのである。

後頭神経痛《こうとうしんけいつう》

耳痛《じつう》と頭痛が同時に引き起こされる疾患としては、後頭神経痛が挙げられる。大後頭神経《だいこうとうしんけい》は、耳の後ろから後頭部にかけての知覚を担当する神経であり、頸椎《けいつい》を通っている。それが刺激されて、痛みになるといわれている。

典型的には耳の後ろに痛みが生じる症状から始まり、後頭部にキリキリ、ビリビリするような痛みが生じる。痛みが続く時間は数秒程度と短く、何度も反復する。原因としてはさまざまなものがいわれており、姿勢の悪さと、それにともなう肩こりや首こり、精神的、身体的ストレス、天候の変化などが挙げられる。

耳の中には異常がみられないので、耳の痛みとして耳鼻咽喉科を受診しても原因不明とされ、診断までに難渋することもある。

コラム5　耳と鼻とのどの密接な関係

鴻　信義

耳と鼻とのどはつながっている

耳と鼻とのどの位置関係は、人の顔を見れば、耳(耳介《じかい》)、鼻(外鼻《がいび》)、口が表面に出ていることもあり、大方は想像がつく。鼻の中を覗《のぞ》いたことがある人はいなくても、口は開ければ中が見えるし、耳も耳掃除をするときに多少は中も見えて、耳かき棒を入れれば穴の深さを感じられる。

鼻から吸った空気はのどに流れ、例えば飛行機が着陸態勢に入って高度を下げるときに生じる耳の圧迫感や閉塞感は、耳抜き(口を閉じて鼻をつまんで息をこらえる)で解消するし、耳と鼻とのどがつながっていることはわかる。一方、どこでどのようにつながっているのか正確に理解するのは少々難しい。

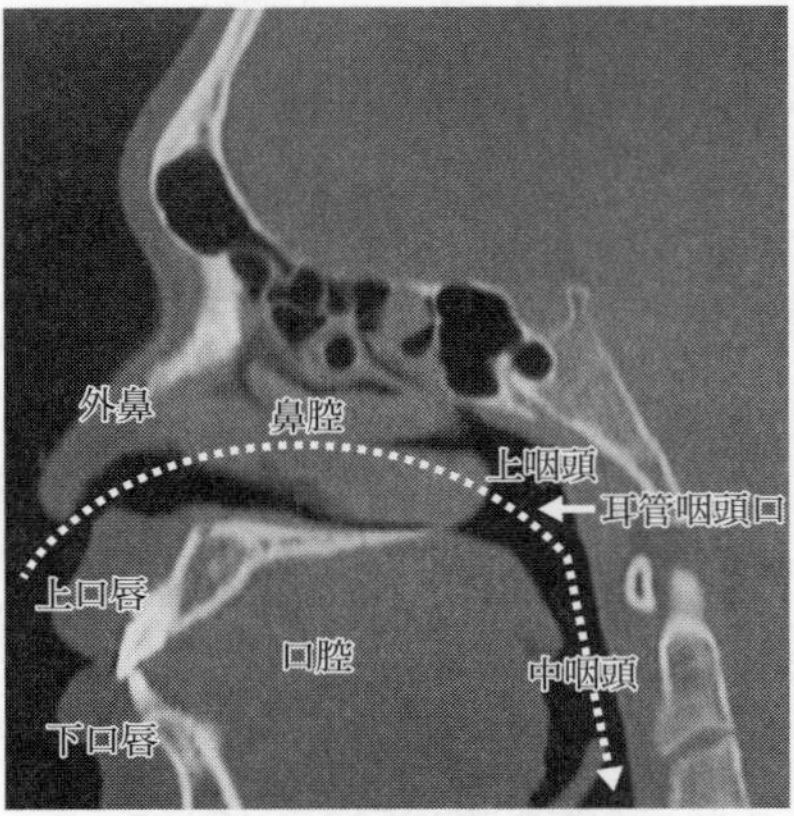

注：耳管咽頭口は，鼻腔の最後部である上咽頭に位置する．点線は鼻から吸った空気の流れを示す．

図コラム 5-1　鼻咽腔を側面から見た CT 像（筆者提供）

上咽頭《じょういんとう》というところ

耳と鼻とのどは、外鼻孔(鼻の入り口の穴)から鼻腔《びくう》(鼻の中、空気の通り道)を七、八センチメートルほど奥に進んだところに位置する上咽頭でつながる(図コラム5-1、5-2)。鼻腔は鼻中隔《びちゅうかく》という壁で右鼻腔と左鼻腔に仕切られているが、上咽頭には鼻中隔がなく、単一の空間になっており、この下方にある中咽頭と下咽頭(のどの奥)で空気と水分・食物がいったん合わさり、空気は気管へ、水分・食物は食道へとわかれて流れていく。

上咽頭の外側に、耳管《じかん》咽頭口が左右それぞれにあり、中耳腔《ちゅうじくう》から延びる耳管の開口部になっている。つまり、鼻や口から吸った空気は上咽頭から耳管咽頭口と耳管を介して中耳腔へ入ることができる。

したがって鼻やのどに風邪などで炎症が起こると、耳の中に炎症が波及しうる。ただし、鼻

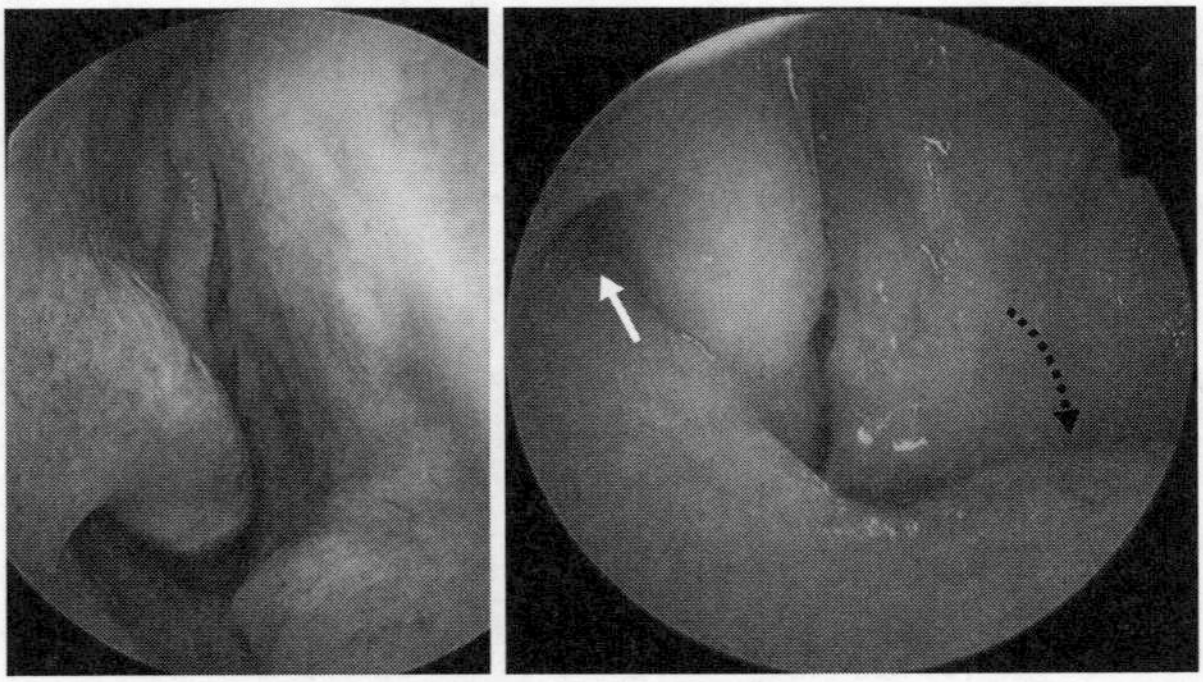
注：白矢印は耳管咽頭口，黒点線は中咽頭方向を指す．

図コラム 5-2　左図は外鼻孔から見た右鼻腔の内視鏡画像，右図は鼻腔最後部に位置する上咽頭（主に右側）の内視鏡画像（筆者提供）

から吸った空気は必ず上咽頭を通過するが、口からのどに入った水分・食物は通常は上咽頭には入らない。

これは嚥下《えんげ》（ものを飲み込む動作）時には口蓋垂《こうがいすい》が上咽頭との交通を遮断して下咽頭方向に流れるよう周囲の筋肉が運動するためだが、それもあって、のどより鼻の状態のほうが耳に影響しやすい。

ところで鼻腔の周りには副鼻腔《ふくびくう》という空間がある。前頭洞《ぜんとうどう》（おでこ）、篩骨洞《しこつどう》（目の内側）、上顎洞《じょうがくどう》（目の下）、蝶形骨洞《ちょうけいこつどう》（鼻の最深部）という片側四つ、左右合わせて八つの空洞で構成されるが、それぞれの副鼻腔も鼻腔を介して上咽頭につながっており、鼻腔と副鼻腔を合わせた構造物が鼻である。

このほか上咽頭には、アデノイド（咽頭扁桃《いんとうへんとう》）という組織がある。特に小児では、比較的大きく上咽頭を占拠することもあり、耳の状態にも影響を及ぼす。

鼻の病気が引き起こす耳の病気

鼻の病気が原因で耳に病気が生じることはあっても、耳の病気が原因で鼻の病気になることはきわめて少ない。鼻は呼吸の入り口であり常に外界からさまざまな異物にさらされること、また鼻腔と副鼻腔を合わせた鼻の大きさは耳よりも大きいことなどが気流の方向と相まって、鼻から耳へと病気を波及させる。

　鼻の病気は、感染、アレルギー、腫瘍などほぼすべてのものが耳に影響を与えうるが、代表的なのは、風邪や齲歯《うし》(虫歯)に起因する鼻炎や副鼻腔炎で、鼻汁分泌や粘膜の腫《は》れが亢進《こうしん》し、その結果で中耳炎になることだ。鼻汁が感染で膿性になり、それが鼻腔から上咽頭に停滞したり、鼻をかむことでさらに悪化しやすい。小児では年齢が若いほど耳管が短く、鼻や上咽頭との距離も短いため、よりこの状況に陥りやすい。

　また副鼻腔炎の中でも難治性で指定難病の一つでもある好酸球性《こうさんきゅうせい》副鼻腔炎では、鼻の中にある好酸球という炎症細胞が中耳腔に及び、好酸球性中耳炎(I章3節参照)という疾患を引き起こすことがある。

　そのほかにも、鼻のポリープや腫瘍が増大して鼻腔から上咽頭にかけて閉塞してしまうと、耳管を通した鼻と中耳腔との換気が障害され、やはり中耳炎になりうる。

鼻炎や副鼻腔炎になったときの治療として鼻うがいがあるが、これも適切な方法で行わないと、洗浄する水が中耳腔に入り、中耳炎を起こす危険がある。特に鼻炎や副鼻腔炎に対して手術を受けた患者さんは、術後ケアのために鼻うがいを頻回に行うが、手術によって鼻が広がった状態で鼻うがいをするため、頭を下に下げる、耳ではなくおでこの方向に向かって洗う、また強く洗わない、などの基本のやり方を誤ると、かえって中耳炎を引き起こしかねない。風邪や鼻炎・副鼻腔炎になったときには鼻を過度に強くかまない、などに注意したい。

上咽頭の病気が引き起こす耳の病気

上咽頭に生じる疾患の代表的なものでもあるアデノイド増殖症は、先の項でも記載したように小児においてしばしば見られる。全体的に鼻や上咽頭も含めた顔面の発育がまだ不完全なために狭い小児の上咽頭では、アデノイドが相対的に大きくなり、上咽頭を占拠するような状態では中耳炎になるリスクがある。また小児のアデノイドには肺炎球菌やインフルエンザ桿菌《かんきん》などが多数生息していることがあり、この場合もやはり耳管を経由して中耳腔内へと細菌が波及して中耳炎になることがある。

成人ではアデノイドそのものが自然に退縮《たいしゅく》するため中耳炎のリスクは減少するが、その代わりにリンパ腫やがんなどの悪性疾患が生じることもある。この場合、上咽頭が悪性疾患で占拠され、最初の症状が滲出性《しんしゅっせい》中耳炎による聴力低下ということもあり、注意が必要だ。上咽頭の悪性腫瘍が原因の中耳炎は片側のことが多く、成人が片側の中耳炎を生じたときには、上咽頭を内視鏡などで観察し、腫瘍の有無をチェックすることが必要である。

鼻が原因で耳の調子が悪いと思ったら

これまで書いた通り、鼻腔、副鼻腔、上咽頭の病気が原因で耳の病気が発生する可能性がある。一方で、鼻腔、副鼻腔、上咽頭に病気があるからといって、必ずしも耳に病気が波及するわけではない。耳と鼻とのどの状態、またこれらがつながる上咽頭の状態は内視鏡がないと十分に観察できない。

耳と鼻とのどの変化が気になるようであれば、自分で状態を推測するのではなく、耳鼻咽喉科を受診して直接診察を受け、正しい診断とそれに応じた治療を受けることを勧めたい。

VI
耳の症状に隠された別の病気

中条恭子

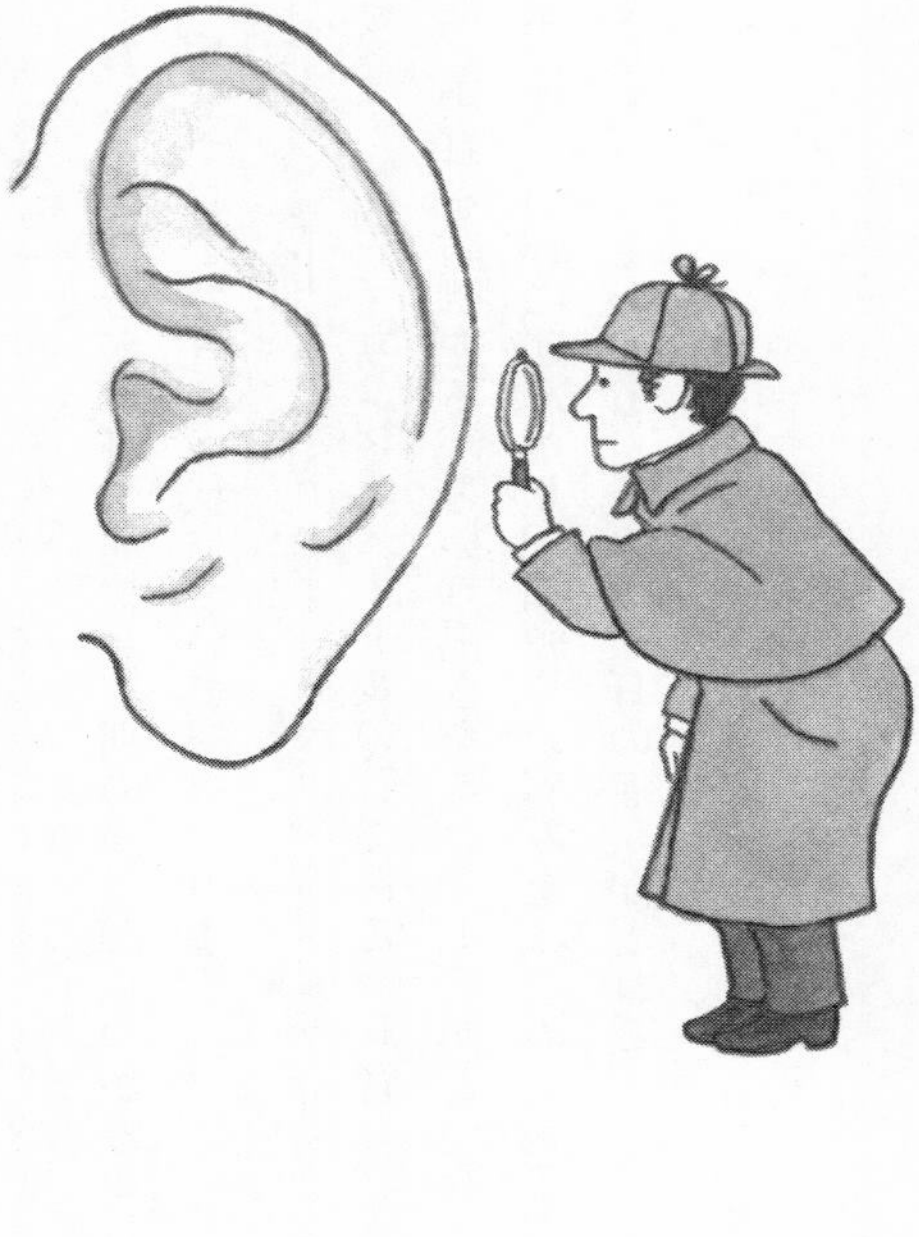

Ⅰ章で述べられているように、「痛い」「つまる」「聞こえない」など耳には多彩な症状が見られる。耳の病気で症状が出ることはもちろんであるが、耳の症状から別の病気が見つかることもある。この章では、そんな耳以外の病気で起こる耳の症状について述べてみよう。

耳の症状から別の病気が見つかるときに、一番関係している器官は耳管《じかん》と思われる(目次裏図1参照)。耳管は、中耳腔と鼻咽腔をつなぐ、約三・五センチメートルの管である。耳管は、中耳の圧の調節と換気、中耳からの排泄、中耳を防御する、という働きをもつ。上咽頭とつながる耳管は咽頭で起こっている炎症を逆行性に中耳に運んだり、咽頭での痛みをはじめとする症状を共有するかのように中耳に伝えてしまうことがある。そのため耳の症状が現れる。

1 扁桃炎

扁桃炎《へんとうえん》は、口腔の左右に存在する口蓋扁桃《こうがいへんとう》を中心に炎症を起こす病気である。細菌性とウイルス性の扁桃炎があり、強い咽頭痛と発熱が特徴である。ときに扁桃腺周囲に膿瘍を形成し、呼吸困難や嚥下《えんげ》困難を生じる病気である。

この扁桃炎のときにも、耳痛《じつう》(耳の痛み)をいっしょに訴えることがよくある。しかし、そのときには耳には炎症がなく、正常な鼓膜《こまく》であることが多い。

扁桃炎で生じる激しい咽頭痛は、のどの知覚神経である三叉《さんさ》神経と舌咽《ぜついん》神経、迷走神経から生じている。耳の痛みの神経も同じ舌咽神経であり、咽頭痛を生じる三叉神経と舌咽神経の痛みが範囲を拡大して、耳にも痛みを生じている。そのために鼓膜の所見《しょけん》は正常であっても、本人は、はっきりとした耳痛を訴える。耳痛があるときは、扁桃炎の炎症が周囲に波及して重症であると思われる。

2　逆流性食道炎(GERD)

長引く耳の痛みから食道の病気が見つかることがある。逆流性食道炎(GERD)が、その一つである。

逆流性食道炎は胃酸が食道に上がってくることで起こる食道炎で、おもな症状としては胸やけ、ゲップ、食後の胃痛などがある。しかし、胃腸の症状ではない慢性の咳《せき》、のどのつかえ感や咽頭痛、ときに耳痛から逆流性食道炎が見つかることがある。これらののどや耳の症状は長く続くものが多く、耳・鼻・のどの範囲で診察・検査を行っても、疾患は見つからず、食道まで検査を行い、病気がわかることがある。

この耳の痛みは、胃から上がってきた胃酸が上咽頭にまで達することによって起こるとされている。

3 脳梗塞

突然起こる難聴のなかで、脳梗塞《のうこうそく》が原因のことがある。

脳梗塞は脳に行く血管が詰まったり(梗塞)、出血を起こし、血流が途絶えることによって起こる病気である。梗塞を起こす脳の範囲でさまざまな症状を呈する。その症状は意識がなくなり半身麻痺《まひ》を起こす重篤《じゅうとく》なものから、自覚症状がなく脳ドックなどの画像検査で初めて発見されるような小さな脳梗塞もある。

突発性難聴の原因は多岐にわたっており、原因となる病気をはっきりと診断できる場合は決して多くない。突然の難聴だけで、脳梗塞の診断に至るのは容易ではないと思われる。

では、どの血管に異常をきたすと、難聴だけの症状が起こるのか？

聴覚をつかさどる内耳の栄養血管は、迷路動脈である。椎骨《ついこつ》動脈の分枝である前下《ぜんか》小脳動脈からわかれることが多く、内耳道内で固有蝸牛《かぎゅう》動脈および前庭《ぜんてい》蝸牛動脈に分枝し、蝸牛、前庭に分布している。

迷路動脈がわかれる前下小脳動脈に梗塞が起こると、難聴が生じる。この前下小脳動脈は、橋《きょう》下部、延髄《えんずい》上部の栄養血管である。この部位には前庭神経核、蝸牛神経核《かぎゅうしんけいかく》、三叉神経核、顔面神経核が含まれる。

本来この領域に梗塞や出血が起こると、難聴、めまいをはじめ多彩な症状が現れるが、小脳、延髄は前下小脳動脈が梗塞を起こしても、椎骨動脈からの豊富な吻合《ふんごう》(つながっていること)によりほかの血管からの血流があるため、無症状で経過することがある。しかし、前下小脳動脈の終末血管である迷路動脈は、前下小脳動脈からの血流のみであるため、脳梗塞の症状が現れなくても、内耳への血流はいかなくなり、難聴のみが現れることになる。

症状の発症が突発性難聴に酷似していることから、治療が先行して画像診断が治療の後になることもあるため、脳梗塞の発見が遅れることもある。

4　上咽頭がん

耳の症状から、がんが見つかることがある。

耳の症状としては難聴で、難聴の原因としてはおもに滲出性《しんしゅっせい》中耳炎である。滲出性中耳炎は、中耳腔に滲出液が溜まる疾患である。

中耳は正常であれば、耳管を通じて空気で満たされている。耳管の機能低下や風邪などの炎症疾患が鼓室《こしつ》におよぶことによって、滲出液が中耳腔に溜まり、難聴が生じる。滲出性中耳炎はよく見られる病気で、内服による治療で改善することが多い。その中で大人になってから発症した場合や治療がうまくいかない滲出性中耳炎には、中耳炎だけでなく、別な原因があることが多く、その原因となる疾患を探す必要がある。

そのなかに上咽頭がんがある。上咽頭がんは、まれながんである。

その上咽頭がんが腫大して上咽頭に開口している耳管咽頭口を閉鎖することによって、耳管機能が低下し、滲出性中耳炎を発症する。上咽頭がんは、がんそのものの症状が乏しく、難聴が初めの症状となることで、がんが発見されることが多い。成人の滲出性中耳炎は必ず、上咽頭の診察を内視鏡を使用して行うべきであることは、耳鼻咽喉科医として忘れてはいけないこととなっている。

このように耳管を閉鎖する腫瘍の病気として、副咽頭間隙腫瘍《ふくいんとうかんげきしゅよう》もあげられる。そのため治療を行っても改善しない滲出性中耳炎のときはCTなどの画像検査を行い、腫瘍がないかどうか確認することが必要になる。

5　中咽頭がん、下咽頭がん

上咽頭がんだけではなく、中咽頭がん、下咽頭がんでも耳の症状が出ることがある。その場合は咽頭の症状、例えば咽頭痛や嚥下《えんげ》障害など咽頭がんによる耳以外の咽頭の症状も出ていることが多い。

中咽頭がん、下咽頭がんでの耳の症状も耳痛が多い。がんができている咽頭の知覚神経である三叉神経、舌咽神経、迷走神経は、耳の知覚神経でもある。そのために咽頭の疾患の影響が耳にも出てくることがある。

このように耳の症状から別の病気がわかることは少なくなく、医療者は耳の病気にとどまらず、その原因となっているかもしれないほかの病気まで、しっかりと認識することが重要なのである。

コラム6　心の病気と難聴

小森　学

機能性難聴

心の病気に難聴が関係するの？　と思った人も多いかもしれません。一番身近なものとして、機能性難聴と呼ばれる病気があります。これはどんなものでしょうか？

皆さんは小学生時代の春に、健康診断でヘッドホンをつけて聴力検査を受けた記憶があると思います。ちなみに赤色を右耳に、青色は左耳に装着します。毎年、健診後に「特に生活には困ってないけれど検査で引っかかった」という子どもたちが何人か私のところに来院します。もちろん検査がうまくできなかったという子どももいますが、なかには何度検査をしても結果が悪く出る子どもがいます。しかし、こういった子どもたちは外来ではふつうに話ができることがほとんどです。では、このような子どもたちは本当に耳が聞こえないのでしょうか？

ここで、私たちが音をどのように認識しているかということを、もう一度おさらいしてみましょう。音は外耳、中耳、内耳を通ってくるのですが、最終的にはそこから脳神経を通って脳で判断を行います。つまり、いわゆる耳そのものは悪くなくても、脳でうまく音の処理ができないことから、聴こえが悪くなるといった現象が生じてしまいます。

少しわかりにくいので、事務仕事にたとえてみます。脳は机だと思ってください。音は紙の書類、ストレスはそれ以外の机の上のゴミなどです。ふだんは広い机で紙の仕事をしています。ところがストレスなどが多くなると、途端にゴミが溜まってきます。ゴミの多い机では、あまり事務仕事ははかどりませんよね？　その状態で書類が溜まれば、当然処理できなくなってきます。これが機能性難聴です。解決するにはゴミを片付ける（＝原因を除去する）か、机を広くする（＝休息をとる）かです。

事実、この病気は思春期の真面目でややおとなしい女の子に多いとされています。また、何かしらの環境変化や大きなストレスなどでも生じます。心の成長（つまり机が広くなってきた）とともに自然と治ってくる子どもがほとんどですが、なかにはこれをきっかけに心の病気につながる子どももいるので要注意です。また、たまにですが成人でも何かのきっかけで機能性難聴になる人はいます。

聴覚過敏

心の病気と難聴に関連したものの二つ目として、聴覚過敏という症状があります。周囲から入ってくる音に敏感に反応し、ときに痛みや苦しさを感じるとされています。これもはっきりした原因はわかってはいないものの、自閉スペクトラム症や注意欠如・多動症（ＡＤＨＤ）などの発達障害、てんかんや片頭痛などを持っている場合などにも生じやすいとされています。

周囲の理解が大切な病気ともされていますが、原因がはっきりしていないことから対症療法を行う場合が多く、ほとんどはイヤーマフを使って対応します。ただ、ヘッドホンに形状が似ていることから誤解されやすいため、簡便な方法として、耳栓を装着することで、症状が少し和らいだりします。最近では、イヤーマフに聴覚過敏ステッカーを貼って区別がつきやすくなるような活動も拡がってきています。

聴覚情報処理障害

最後に、聴覚情報処理障害についても少しお話しします。日本ではＡＰＤとして近年広まってきていますが、海外ではListening Difficulties（ＬｉＤ）と呼ぶ動きが強くなってきています。

これは特に騒音下や多人数での会話、早口や長い会話など聴覚への負荷が大きい場面での聞きとりにくさを特徴とします。静かなところでの一対一の会話では問題なく、聴力検査などでも明らかな異常を認めないものとされています。具体的には「授業中は問題ないけれど、休み時間の友人との会話に困る」「一対一の電話応対は大丈夫だが、会議になると聞きとりにくい」

といったものです。これも聴覚過敏と同様に原因は、はっきりとわかっていません。認知機能の問題が多いことはわかっていますが、根本的な原因解明には至っておらず、周囲の理解や環境調整が大事であるとされています。

ここでは、心の病気と難聴に関する三つの話題を取り上げました。これらはいずれも社会の理解が大切になります。

セルフアドボカシー

セルフアドボカシーという概念を聞いたことはあるでしょうか?

人は病気やハンディキャップがあるとそれを隠してしまったり、努力で解決しようとしたりする傾向があります。ところがどうやっても健康な人と同じ状態になることが難しい場合に、このセルフアドボカシーの考え方が役立ちます。セルフアドボカシーとは簡単に説明すると、自分の障害などを理解(受容)して、自分でできる対処、支援方法を理解し、他者に説明できるようにすることで、社会や周囲の理解を積極的に自ら求められるようにするソーシャルスキルのことです。このような教育をすべての人が受けることで、さまざまな障害を持っていても、ともに生きることが可能となります。

多様性(ダイバーシティ)という単語が認知されてきましたが、それを行うためには当事者が多彩なソーシャルスキルを磨き、まわりもそれを知ることが、これからの教育に求められていると私は思います。

VII
耳と認知症

栗原　渉

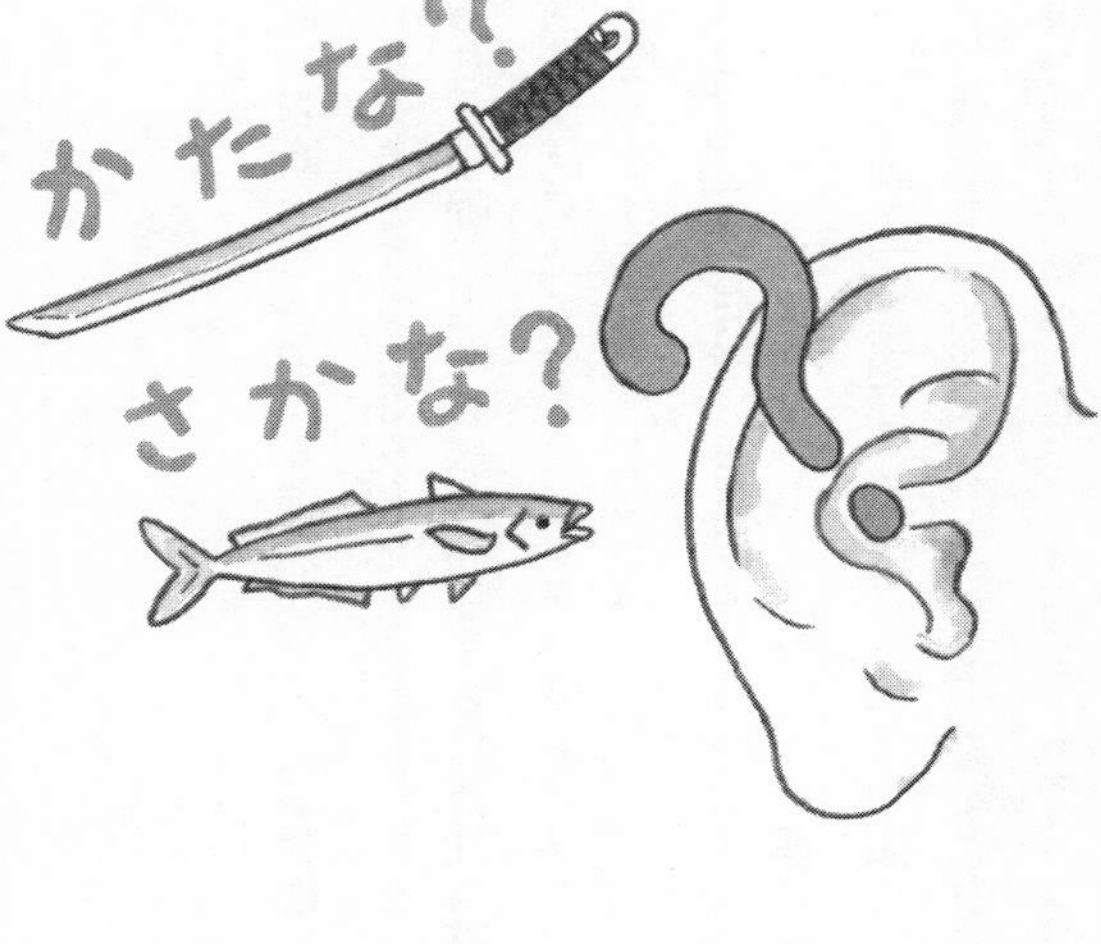

1　難聴は認知症の最大のリスク

認知症は、脳の神経細胞の働きが悪くなり、記憶や判断力などの認知機能が低下する状態で、社会生活に影響を与える疾患だとされる。高齢化が進むなかで、厚生労働省の発表によると、六五歳以上の高齢者では約七人に一人が認知症であり、年齢が上がるほど発症する可能性も高まる。また、認知症の前段階とされる軽度認知障害を加えると六五歳以上の約四人に一人に認知障害があるということになり、認知症の人の数は増え続けると予想されている。

認知症に関しては、権威ある認知症の専門家からなるthe Lancet Commissionが、体系的な文献の解析を行い、その結果を二〇二〇年に発表している。この報告では、認知症に関連する一二のリスク要因である「教育」「難聴」「高血圧」「肥満」「喫煙」「うつ病」「社会的孤立」「運動不足」「糖尿病」「過度の飲酒」「頭部外傷」「大気汚染」を改善することで、認知症の発症を遅らせ、発症を約四〇パーセント予防する効果が期待できるとしている(Livingstonほか)。

そして、この一二のリスク因子のなかで中年期(四五〜六五歳)における難聴の存在が、最も影響が大きく、認知症の発症リスクを一・九倍高めるとされている。また、難聴が一〇デシベル(dB)悪化するごとに認知症の発症リスクが増加することも示された。

一方、複数の研究から、補聴器を適切に使用することで認知機能の悪化を抑制できる可能性も示されており、今後、認知症診療において耳鼻咽喉科医が積極的にかかわっていくことが重要になると考えられる。

2　耳のきこえと認知症

加齢による聴力の低下は、一般的に高音域から始まる。四〇代のうちはあまり自覚することはないが、六〇代になると「軽度難聴」レベルまで聴力が低下する音域が増え、きこえが悪くなったと感じる人が急激に増えてくる。さらに七〇歳をこえるとほとんどの音域の聴力が「軽度難聴」から「中等度難聴」レベルまで低下し、六五〜七四歳では三人に一人、七五歳以上では約半数が難聴に悩んでいるといわれている。

こうした加齢性難聴患者は、ことばを理解するのに困難を感じ、コミュニケーションや社会生活に支障をきたすようになる。さらに、聞きとりが難しくなることで、高齢者は社会的な交流を避け、孤独感やうつ病を悪化させ、幸福感を低下させる可能性がある。

では、難聴はどのように認知機能に影響を与えるのだろうか。前に述べたように難聴が認知機能低下のリスク要因であるという妥当な証拠は示されているが、難聴と認知症の間に起こりうる根本的なメカニズムや因果関係については、まだ明らかになっていない。ただし、この因果関係には複数の研究成果から、共通原因仮説、情報劣化仮説、感覚遮断仮説という三つの有力な仮説がある(Slade ほか)。

共通原因仮説

共通原因仮説は脳における神経細胞の障害が、認知機能低下と加齢性難聴の両方を引き起こしている、とする考えである。高齢者ではいくつかの知覚・認知領域において、並行的に変化が起こることが知られている。例えば、認知機能の低下と視力の低下が並行的に起こっていくという現象がある。

加えて、加齢と加齢性難聴の両方で脳の萎縮が観察されるという事実は、生物学的な加齢が広範な脳機能に影響をおよぼすものであることを示唆している。

情報劣化仮説

情報劣化仮説では、聴覚が障害されると、聴覚から得られる情報が欠け、それによって処理しなければならない情報が増えると考える。

多くの研究が示すように、私たちの記憶と認知能力には限りがある。特定の時間集中したり、記憶したり、使用できる情報の量には上限があるとされているので、騒音のある環境や、難聴などで音声の質が低くなると、理解するために必要な「聞く努力」が増加する。このため、ほかの認知機能に使うはずだった能力が、努力して聞く作業に使われるようになる。結果として、認知リソース（資源）が使い果たされ、全体的な認知機能に悪影響をおよぼす可能性が生じる。

実際に、高齢者は若者よりも「聞く」ことに多くの労力を使うことが知られており、さらに、聞きとりが困難になるほど、その要求に対処するためにさらなる認知的な資源が必要となり、ほかのことを認知するためのリソースが不足するのである。補聴器を使うことで、聴覚は改善され、認知的な負荷を軽減する効果があるとの研究結果も報告されている。

感覚遮断仮説

感覚遮断仮説は、加齢性難聴によって長期間にわたり聴覚が剥奪《はくだつ》されると、認知機能の低下が引き起こされるという考えである。具体的には、長期にわたる感覚の遮断が、代償としての大脳皮質の再編成を引き起こし、聴覚に使用されていた認知・情動プロセスが妨げられるとするものである。実際に、加齢性難聴の状態では、音声を認識する際に前頭葉への依存が増加し、聴覚皮質の灰白質《かいはくしつ》が減少するといった、脳の皮質の変化が観察されることもある。これらの変化が感覚遮断仮説を支持する証拠とされている。

さらに、研究者たちはこの仮説を発展させ、感覚の遮断が直接的に認知機能に影響を与えるだけでなく、社会的孤立やコミュニケーションの低下、抑うつ症状の増加などを通じて、認知機能に間接的に影響をおよぼす可能性もあると報告している。

人口の高齢化が急速に進むなか、難聴と認知機能の低下がＱＯＬ（生活の質）におよぼす影響は、かつてないほど重大な問題である。難聴が神経におよぼす影響や、大脳皮質の再編成と認知機能低下との因果関係に関する研究は、将来の治療戦略に有益な情報となる。

難聴と認知機能低下の関連性の根底にある潜在的なメカニズムを明らかにすることで、加齢性難聴と同時に観察される、認知機能低下を緩和するための有効な手段を、見出すことができるかもしれない。

3　難聴に関連する現象

難聴がおよぼす影響について

難聴はコミュニケーションの低下のみならず、心身にさまざまな影響をおよぼすことがわかってきている。先ほどから述べている認知症のリスク要因であるということ以外に、難聴はどのような影響をおよぼすのか。さまざまな報告がなされており、その一部を紹介する。

社会的孤立

社会的孤立は、高齢者が生涯を通じて影響を受ける、世界中が直面している健康問題である。六〇歳以上の人を対象として、高齢者の社会的孤立に関連する要因を明らかにすることを目的として行われた解析では、複数のリスク要因が明らかにされた。そのなかで、難聴があることは社会的孤立のリスクを二・七八倍にすることが明らかにされている。これは、配偶者なし(リスク二・六一倍)、八〇歳以上であること(リスク二・四一倍)と近い値であった(Wen ほか)。

うつ、不安

聴覚障害がうつ病の発症と関連していることが、近年報告されている。これは、聴覚障害による生産性の低下、コミュニケーション能力の低下、社会的孤立、ＱＯＬの悪化によって説明できるかもしれない。高齢者の、うつ病の新規発症リスクを明らかにすることを目的に行われた韓国での調査の結果、聴覚障害がある人のうつ病の発症リスクは、聴覚障害がない人と比較して、一・二一倍であるということが示された（Kim ほか）。

転倒

高齢者の転倒は疾病予防や健康増進の観点から非常に重要な問題である。そのため、予防できるリスク要因を明らかにする試みがなされてきた。特に、難聴が転倒と関連していると考えられる要素として、以下が考えられている。

内耳の機能障害　蝸牛《かぎゅう》（聴覚を司る）と前庭《ぜんてい》（身体の平衡感覚を司る）の機能障害が同時に起きることがある。

空間的環境の認識不足　難聴により聴覚的な情報や空間的環境の認識が不足する場合がある。

認知機能への影響　難聴は認知的な負荷や注意の分散を引き起こし、これが転倒につながる可能性がある。

四〇歳から六九歳の二〇一七人のアメリカ人を対象として、難聴と転倒歴の調査が行われた。この調査の結果、難聴と転倒の間には明確な関連が見られた。具体的には、二五デシベルの難聴(軽度難聴に相当)を持つ人は、過去一年間に転倒する確率が約三倍に増加していた。さらに、聴力の損失が一〇デシベル増加するごとに、転倒を経験するリスクが一・四倍増加したというデータもある(Lin and Ferrucci)。この結果から、難聴が転倒の危険因子である可能性が高いことがわかる。したがって、難聴の予防や早期対策が、高齢者の転倒リスクの軽減に効果があると言えるだろう。

4　難聴を悪化させる要因

次に、難聴を悪化させるリスク要因について述べていきたい。リスク要因を知ることは難聴の進行を遅らせるために重要である。ここでは、実生活で予防することができる可能性のある要因について複数紹介したい。

騒音や強大音

音響外傷は最もよく知られている難聴の原因の一つで、WHO(世界保健機関)は二〇一五年にMake Listening Safe イニシアチブを立ち上げている。WHOの発表によると、音楽プレイヤーやスマートフォンを危険な音量で使用したり、クラブやライブイベントなどで大音量にさらされたりしていることによって、世界で一一億人もの若者が難聴のリスクを背負っているといわれている。大音量で音楽を聴くことが、難聴のリスクを高める理由は以下の通りである。

私たちが音を感じるためには、内耳の中の「有毛細胞《ゆうもう》」(Ⅱ章参照)の先端にある「繊毛《せんもう》」が音の振動をキャッチし、それを電気信号に変換して、脳に伝達する、という一連の流れが必要である。ところが、この繊毛は非常に繊細なので、大きな音=大きな振動に長時間さらされることによって、抜け落ちたり傷ついたりすることがある。そうすると、音の振動をキャッチできなくなり、その結果、音が聞こえなくなってしまう。

これは騒音や強大音により難聴が生じたもので、その原因によって「ヘッドホン難聴」「イヤホン難聴」「ロック難聴」とも呼ばれる。その結果、両耳のきこえが低下するだけでなく、人によっては、耳鳴りなどの症状が現れる場合もある。

糖尿病

以前より糖尿病と難聴の関連は示唆されていた。高血糖の状態が長く続くと、血管や神経が損傷され、その結果として聴覚の能力が低下すると考えられている。内耳には、血管条《けっかんじょう》と呼ばれる、内耳のリンパにおけるイオン濃度の調節を行うところや、内耳で音から変換された神経信号を脳へと伝える蝸牛神経《かぎゅうしんけい》が存在しているので、これらの組織が高血糖によりダメージを受ける可能性がある。

糖尿病と聴覚障害の関連性を調査するために行われた研究では、非糖尿病患者に比べて糖尿病患者の聴覚障害の有病率が一貫して高いことが明らかとなっている。一三の研究論文からデータを集め解析したところ、糖尿病の人は、糖尿病でない人より、聴覚障害のリスクが二・一五倍高いことがわかった(Horikawa ほか)。また、この傾向は六〇歳を超えた人よりも六〇歳以下の人で強く、六〇歳以下の人では、糖尿病がもたらす聴覚障害のリスクは二・六一倍に上昇した。

こうした糖尿病と難聴の関連性は、研究参加者の年齢と性別を考慮したり、慢性的に騒音環境にさらされている参加者を除外したりした場合でも、有意な影響は受けなかったという。防ぎうる糖尿病の罹患《りかん》は避けるようにすることと、糖尿病に罹患したとしても血糖コントロールをしっかりと行うことが難聴の予防につながると考えられる。

また、2型糖尿病の発症危険因子として「肥満」が挙げられるが、動物実験レベルではカロリー制限と難聴に関連があることも示されている(Someya ほか)。

カロリー制限は、さまざまな生物種の寿命と健康寿命を延ばし、酸化ストレスに関連する一般的な加齢性疾患である加齢性難聴の進行も遅らせると考えられている。マウスを用いた研究では、カロリー制限が、長寿遺伝子として注目を集めるサーチュイン遺伝子の発現を介して複数の組織におけるDNAの損傷を減少させ、加齢性難聴を予防すると報告されている。

ヒトにおいて、どういったタイミングでどの程度のカロリー制限をするのがよいかに関しては、一定の見解は得られていないが、カロリー過多の食生活を避けることは難聴予防に効果が期待できるであろう。

喫煙

喫煙はさまざまな慢性疾患の危険因子であるが、喫煙が聴力に影響をおよぼすことを示唆する研究は複数報告されていた。喫煙はニコチンの毒性による内耳への直接的な作用のほか、喫煙にともなうカルボキシヘモグロビン(酸素を運べない異常ヘモグロビン)の増加や血液粘度の上昇により内耳の虚血《きょけつ》(血流障害)が引き起こされると考えられている。

二〇~六四歳の日本人五万一九五人を対象とした、最長八年間の追跡調査では、喫煙と聴力低下の関連が示された。喫煙者は非喫煙者と比較すると高音域難聴のリスクが一・六倍、低音域難聴のリスクが一・二倍に上昇していた。これらの難聴のリスクは、一日当たりの喫煙本数が多いほど増加した。一方、禁煙は、たとえ禁煙の期間が短くても、難聴のリスクを実質的に減少させることがわかった(Hu ほか)。

喫煙しないことがまず重要ではあるが、喫煙者も禁煙により自分の聴力を守ることができるということを意識すべきである。

5　加齢性難聴と向き合う

こうした難聴のリスクに注意を払っていても難聴になってしまった場合はどうするべきだろうか。さまざまな研究からわかっていることをもとに、耳鼻咽喉科医としての立場から、一般的にとるべき対処について述べたい。

診察を受けよう

きこえに不自由を感じた場合、あるいは家族や友人から難聴を指摘された場合にまず行うべきことは耳鼻咽喉科の受診である。医師の診察や聴力検査を経て、自分の難聴の原因、状態、程度を知ることができる。そうすると、耳垢塞栓《じこうそくせん》や慢性中耳炎など(Ⅳ章1節、2節参照)、根本的に治療可能な病態が見つかり、難聴が改善される可能性もある。どうせ歳のせいだからと決めつけないことが重要である。

日本補聴器工業会はテクノエイド協会の後援と欧州補聴器工業会の協力を得て、日本において一般の人々はきこえの不自由さ(難聴)や補聴器についてどのように考えているか、補聴器の使用状況はどうなっているかなどについて大規模な実態調査を定期的に行っている。二〇二三年現在、最新の調査は二〇二二年に実施されており(『JapanTrak 2022 調査報告』)、興味深いデータが示されている。

各国の難聴自覚率をみてみると、日本は一〇パーセントとEU諸国(イタリア一二・五パーセント、ドイツ一一・一パーセント、イギリス八・八パーセント)と比較して大きな差はない。一方で、きこえに不自由を感じている人の医療機関の受診率をみると、先に挙げたEU諸国は七〇〜八〇パーセントであるのに対し、日本は三八パーセントと非常に低い。きこえにくさを感じたら、ぜひ医療機関で診療を受けてほしい。

補聴器を活用しよう

それでは、耳鼻咽喉科を受診した後に、加齢性難聴であると診断された場合はどうするべきか。残念ながら、現在、加齢性難聴に対し、科学的に有効性が確認された薬剤は存在しない。難聴の程度、生活習慣にもよるが、基本的には補聴器の使用が勧められる。

よく難聴患者さんから「補聴器は、いつから始めればよいですか？」という質問を受けるが、実はそこに明確な基準はない。中等度難聴以上になると会話に支障をきたすことが増えてくると言われているために、そうした患者さんには補聴器を勧めるが、たとえ軽度難聴であっても、小さな話し声を聞きとらなければいけない環境にいるのならば、補聴器を試していただいている。

同じくらいよく聞かれる質問に、「補聴器って効かないんでしょ？」というものがある。この質問に対する回答は、適切に調整をすれば効きます、である。

前に述べた『JapanTrak 2022 調査報告』で興味深いデータが示されている。

難聴自覚者における補聴器普及率をみると、ＥＵ諸国内でも差はあるものの（イタリア三五パーセント、ドイツ四一パーセント、イギリス五三パーセント)、日本の一五パーセントという低い水準とは大きな差がある。また、補聴器の満足度もEU諸国(イタリア七九パーセント、ドイツ七七パーセント、イギリス七五パーセント)と比較して、日本では五〇パーセントと低い。つまり、日本では、補聴器を使用する人は限られているうえに、その満足度も低いという状況である。補聴器適応患者に対する助成制度の有無などの違いもあり、EU諸国と比較して、使用すべき難聴患者に補聴器が行き渡っていないという実情が透けて見える。

認知症の予防に対する補聴器の効果

補聴器を使用することで、難聴の患者さんは音声コミュニケーションを楽にとることができるようになるとともに、前に述べたように社会的孤立、うつ・不安、転倒などのリスクから難聴の人を解放してくれる可能性がある。

また、先の the Lancet Commission の報告では、科学的証拠は十分ではないものの、補聴器の使用は認知症の発症を予防しうるとしている。

さらに、権威ある医学雑誌であるJAMAに二〇二三年に掲載された報告でも、補聴器による認知症予防の効果の可能性が示されている。この研究では、ジョンズ・ホプキンス大学の研究者らによって、二四〇〇人以上の高齢者(約半数は八〇歳以上)を対象とした調査が行われた(Huang ほか)。その結果、中等度から重度の難聴を持つ人が認知症になる確率は健聴者よりも六一パーセント高かった。そして、補聴器の使用は、中等度から重度の難聴者の認知症の発症リスクを三二パーセント減少させたとしている。今後さらなるデータの蓄積が必要だが、補聴器は認知症の予防のために一定の効果を示す可能性は十分にあるであろう(IX章1節参照)。

コラム7　耳にまつわる慣用句とことわざ

櫻井結華

「耳の字がつくことわざを言ってみて」と隣にいた三名に問いかけたところ、「馬の耳に念仏」(二名)、「壁に耳あり」(一名)と返ってきた。さらにほかの人にも聞いてみたところ「馬の耳に念仏」(三名)、「耳にタコができる」(一名)、「壁に耳あり」(一名)という結果だった。合計八名に聞いたわけだが、「馬の耳に念仏」と「壁に耳あり」のほぼ二つに集中した。一般的によく〝耳〟にする言い回しなのだろうか。皆さんは、どのような慣用句を思い浮かべただろうか。

耳の字がつく慣用句やことわざは、たくさんある。『広辞苑』(第7版)や『三省堂 故事ことわざ・慣用句辞典』(第2版)をパラパラとめくってみたところ、「耳」から始まる句はそれぞれで約三〇個の記載があった。そのほかに慣用句の途中で「耳」と入るものも加えれば(例えば聞き耳をたてる、牛耳る、小耳にはさむ、寝耳に水など)、もっとあることになる。

「耳に入れる」は、言葉を外耳道《がいじどう》を経由して聴覚伝導路へ送りこむ様子(目次裏図2参照)が思い浮かぶ表現で、耳よりな情報を直接耳打ちする雰囲気がよく出ている慣用句だと感じる。

「耳が早い」もおもしろい。耳自身が独立して情報収集をし、速報ニュースとして耳の持ち主に伝えている場面をイメージさせる。

「耳を疑う」では、耳君が聞いてきたことを私に報告するのだが、本当なの？　と疑う私、という構図で、耳を情報収集係として一人格扱いしている。

「耳を貸す」はどうだろう。耳って貸せるの？　なんて一瞬思ってしまう。ただ「耳を差し上げる」「耳をプレゼントする」というような言い回しはないことを考えると、この「貸す」という表現がポイントかと思う。大事な耳なので、ないと困るけれど、あなたの話をよくよく聞きたいから高性能インタビューマイクとして貸しますよ、ということだろうか。

ほかにも「耳にタコができる」なんていうのも、言い得て妙である。同じ話を聞かされ続け、ピンポイントで刺激を受け続けた結果、本当にタコができてしまったりして。

引き続きパラパラと眺めていて、今度は「耳から口」というのが目に留まった。耳から口が出てくるの？？？　それってホラーでしょ、と一瞬焦ったが、単に私の知識不足で、耳から口へ情報が通り抜ける、つまり聞いたそばから人に話すという意味の慣用句であった。昔の人が耳管《じかん》のことを理解していたのかわからないが、構造上も中耳腔《ちゅうじくう》と咽頭腔《いんとうくう》は直接つながっているから（図コラム5-1参照）、うまく表現した言い方と言える。

私が今まであまり聞くことがなかったことわざとして、例えば「耳をおおいて鐘を盗む」は、〈犯した悪事は隠そうとしても〉、鐘を盗もうとしても音が鳴ってバレてしまうように、〈人に知れ渡ってしまう〉(『三省堂 故事ことわざ・慣用句辞典』)という意味のことわざ。「耳取って鼻かむ」は、耳を取り外して鼻をかむことに使う、ということから、〈突拍子もないこと〉(前掲書)を表すことわざ。いろいろな言い回しに「耳」という語が使用されていて、人々の生活で身近な存在であることがうかがえる。

「耳を澄ます」について、考察してみた。「耳を澄ます」とは、〈聞こうと注意を集中する〉(『広辞苑』)ことを表している。〝カクテルパーティー効果〟(Ⅲ章参照)に近い状況かと思う。

みなさんも経験的にご存じだと思うが、人間の耳は雑音が存在する中から、自分の聞きたい音声を抽出して聞きとることができる。これを、カクテルパーティー効果と言う。その名の通り、パーティーのように大人数で環境音もにぎやかな場面で、会話の相手の声に注意を向けて聞きとることができることである。耳を〝澄ませて〟雑音の中から聞きたい音声のみを際立たせて聞くということを人間の脳はやってのけるのである。

音楽のレッスンで行う聴音も「耳を澄ます」ことでできるようになることの一つと思っている。一音を聴きわけることからスタートし、徐々に和音を構成する音が何なのか聴きわけていく。最初はわからなくても、そのうち和音を構成する音ひとつひとつを聴きわけられるようになる。

「耳を澄ます」ことは、難聴があると難しくなってくる。特に雑音下での会話がとても難しくなる。難聴とは聞こえる音が小さくなるだけでなく、聞きわける力も弱くなってしまう病態だからである。そのため、補聴器を使用して音を大きくしたとしても、周囲に雑音が存在すると、耳に音声が入ってきたときに聞きたい会話の聞きわけがうまくできない。それゆえ、以前は、補聴器を使っているのに音は聞こえるが会話がよく理解できない、というような悩みをもつ患者さんが少なくなかった。

そこで「耳を澄ます」ことを、聞きとり力が弱くなった耳の代わりに補聴器でもできないかと、雑音抑制機能や指向性機能など各メーカーが工夫して、少しでもいろいろな場面で聞きとりが楽になるように研究をしている。そのおかげで、ひと昔前と比べて補聴器の性能はとてもよくなり、まだまだ人間の耳の機能にはおよばないものの、難聴をもつ方々の助けとなっている。

患者さんのご家族から聞かれて、なるほどと思ったことがある。「先生、〝耳が遠い〟って言いますけど、聞こえにくいときは耳を近づけるし、話すほうも口を耳元に近づけるでしょう？どうして〝耳が近い〟と言わないのですか？」と。どこを起点として考えるかで、近いというのか遠いというのかが変わる。

この言い回しに関しては「耳が遠い」から近づくという理解でよいと思うが、さまざまな視点があり、その話に〝耳を傾ける〟ことで、いろいろな気づきを得られるのだと思ったひとコマであった。これからも、耳を澄まし、耳が痛いことにも耳を傾け、耳に悩む方々のお役に立てるように励みたいと思う。

さまざまな辞典には、ここに書ききれなかった耳にまつわる言い回しがまだまだたくさんある。興味があったらぜひ、ページをめくってみていただきたい。

なぜゾウの耳は大きいのか

宇田川友克

暑いアフリカの草原に住むゾウの耳はどうして大きいのか？　一つの役割は団扇《うちわ》のように身体をあおぐためである。

もう一つの大きな役割として、大きな耳に張り巡らされた血管に外気を当てることで、流れる血液を介して身体に溜まった熱を逃がしているのである。もし、ヒトのように汗をかいて熱を逃がすとなるとこまめな水分補給が必要であるが、恒常的に水分を補給することが難しい大自然で生活を営むゾウならではの耳介《じかい》の環境適応と考えられている。

耳小骨《じしょうこつ》が三つあるのは哺乳類だけだ。両生類や爬虫《はちゅう》類、鳥類では耳小柱《じしょうちゅう》一つだけである(Tucker)。つまり、耳小骨が三つあることは、爬虫類などほかの四足動物から哺乳類を鑑別するのに役立つ。一例として、魚類では、空気の振動を内耳の内《ない》リンパの液体振動に変換するインピーダンス整合を必要としないので耳小骨はないが、同じ水中に生活する哺乳類のクジラやイルカなどのクジラ目《もく》には三つの耳小骨がある(Mourlam and Orliac)。

哺乳類は、哺乳類のみに存在するらせん状の蝸牛《かぎゅう》を獲得し、そのことで、一〇〇キロヘルツ(kHz)をも超える高周波数を感知することが可能となった。魚類にも有毛《ゆうもう》細胞はあるが、それのみでは狭い範囲の周波数しか感知できない。一方で哺乳類ではらせん状かつ連続的に、幅が異なる蝸牛の基底板があることで、周波数により選択的にそれらが振動してコルチ器(蝸牛内の一部分)に音エネルギーを伝え、広範な周波数を可聴《かちょう》できるようになったのである。

Ⅷ
耳の病気の治し方

櫻井結華

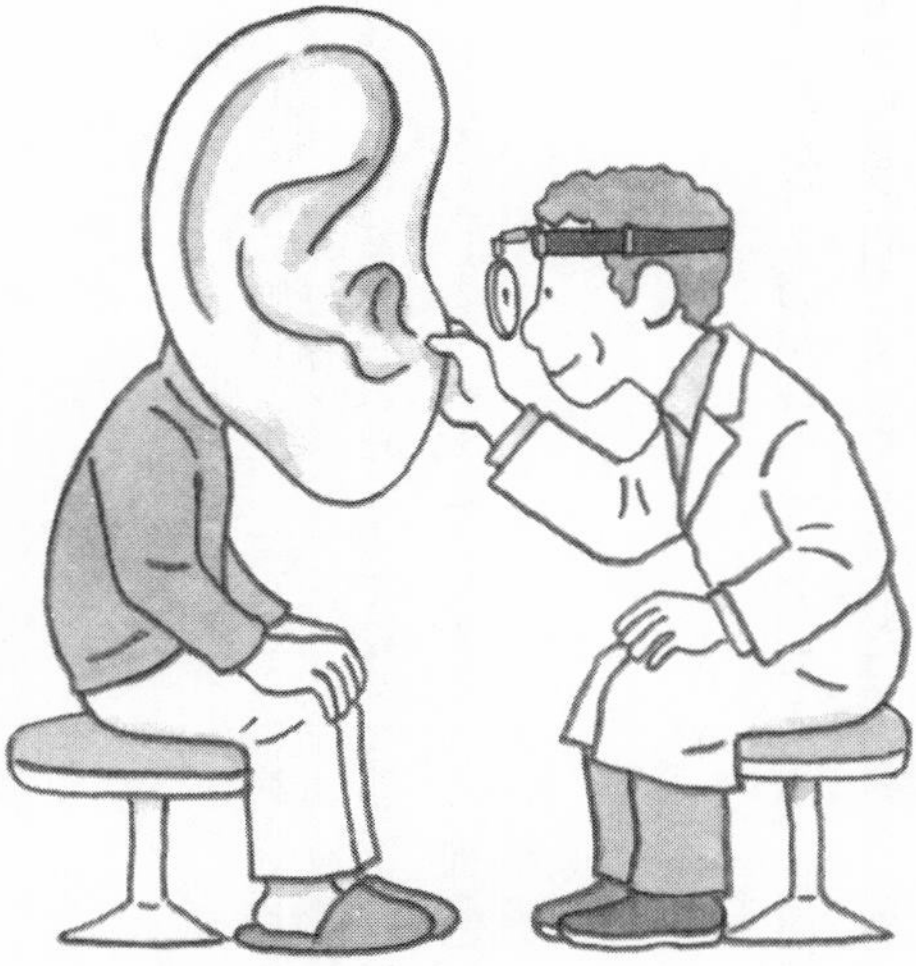

1　難聴、耳鳴り

難聴を起こす病気の治療

難聴を起こす病気はいろいろとある。Ⅱ章、Ⅲ章でも触れているように、音は、外耳―中耳―内耳―聴神経《ちょうしんけい》―脳という経路で伝わっていき、脳で認識されることで初めて音として私たちは認識できる。音が伝わる経路のどこかに不具合が生じると、聞こえにくくなる(難聴)。それぞれの治療について、外耳から順に見ていこう。

外耳の病気の治療

難聴を起こす外耳の状態で、外来診療でよくみかけるのが耳垢《じこう》(耳あか)である。耳掃除をしたあとから急に聞こえにくくなった、入浴中から急に聞こえにくくなった、という経過の場合、まずは耳垢を考える。耳垢が悪化して、耳垢塞栓《じこうそくせん》になった人もいる。

治療は除去である。ほとんどはその場で除去できるが、なかには外耳道《がいじどう》いっぱいに耳あかがつまっていて硬く固まっている場合がある。無理に除去しようとすると痛みも生じる。このような複雑な耳あかの場合には、耳あかを柔らかくする液体の薬(点耳薬《てんじやく》)を処方し、患者さんに自宅で毎日、耳につけていただく。そうすると耳あかが柔らかくなり、痛みなく除去できる。

外耳道に充満するような特殊な耳あかの場合、真珠腫《しんじゅしゅ》という病気が隠れていたり、真菌などによる特殊な感染症の場合があるので、主治医が治療は終了ですと言うまでは、しっかりと通院をしていただきたいと思う。

外耳道炎も、難聴の原因となる。かゆみだけが症状のこともあるが、耳だれや外耳道皮膚の腫脹《しゅちょう》(腫《は》れている)が生じると、音が伝わりにくくなるために難聴を起こす。耳をいじりすぎることにより皮膚が傷ついて菌が感染して起こるので、いじるのをやめて抗菌薬や抗真菌薬の塗り薬(軟膏)、点耳薬を適切に使用すると治る。

治りにくい場合には、抗菌薬の飲み薬を併用する。痛みやかゆみがともなうこともあり、症状に応じて痛み止めやかゆみ止めを使用することもある。

そのほかに、外耳道の腫瘍性病変《びょうへん》も、腫瘍による外耳道の閉塞により難聴を起こす。腫瘍には良性と悪性があり、それぞれに治療法が異なる。

中耳の病気の治療

中耳の炎症や耳小骨《じしょうこつ》や鼓膜《こまく》などの異常などにより、音がうまく伝わらなくなり、難聴を起こす。中耳炎については、次節で述べるので、そのほかの中耳の病気の治療について説明したい。

耳小骨の形状や動きに不具合があると、音が内耳へ伝わらなくなり、伝音《でんおん》難聴(I章6節参照)が起こる。生まれつき耳小骨の形に異常がある場合と、成人してから耳小骨の動きが悪くなる耳硬化症《じこうかしょう》という病気がある(IV章参照)。これらの病気は、音をうまく伝えられない原因の箇所を同定して、手術で音が伝わりやすい形に作り直すことで、難聴が改善する可能性がある。何らかの理由で手術を受けられない場合には、補聴器を使うという選択肢もある。内耳の病気がなく、耳小骨の不具合のみが原因の難聴の場合は、補聴器で音を大きく聞こえるようにすると、聞きとりが改善する可能性が高い。

まれであるが、中耳に腫瘍ができる場合がある。神経鞘腫《しょうしゅ》、グロムス腫瘍などである。また頸静脈《けいじょうみゃく》や内頸動脈《ないけいどうみゃく》の位置が通常と異なって中耳に大きく張り出している場合も、腫瘍のように見える場合がある。

いずれも、耳小骨に接していると、音の伝わりを邪魔するので難聴の原因となる。なお腫瘍性の病気は、それぞれの腫瘍の性質により治療法が異なってくる。

内耳の病気の治療

内耳には、かたつむりの形をした蝸牛《かぎゅう》という構造物がある（目次裏図1、Ⅱ章参照）。蝸牛の中には音を伝える神経細胞があり、蝸牛の病気は難聴を起こす。

内耳は、診察室では顕微鏡などを使っても確認することはできず、どこがどう具合が悪いのかを各種検査から推測していく。また内耳への手術はかえって聴力障害を起こすこともあることから通常行わず、主に薬剤による治療を行う。

よく知られている難聴の病気が二つある。

一つは突発性難聴である。Ⅳ章にもあるように、突発性難聴は原因が特定できない急性の高度難聴である。何らかの原因で突発的に内耳に不具合が起きていると考えられており、治療の中心はステロイドという薬剤の投与である。通常、内服や点滴による投与が行われるが、補助的な投与方法として鼓室《こしつ》へ直接、注射器を用いて注入することもある（ステロイド鼓室内投与）。症状が出現してから、なるべく早い時期に治療を受けることが推奨されている（『急性感音難聴診療の手引き2018年版』）。

もう一つはメニエール病である。メニエール病の名前を出すと、患者さんは「めまいの病気ですよね?」とおっしゃることが多いが、メニエール病は、⑴反復するめまい発作、⑵めまい発作にともなって、難聴、耳鳴り、耳閉感《じへいかん》などの聴覚の症状が変動する、⑶他の脳神経症状がない、という主な三つの症状があるものを指し、つまり典型的な例では、難聴をともなう。メニエール病では、特にストレス、過労、睡眠不足が関与していることが知られており、それらをため込まないための生活習慣を整えることが予防に重要とされる。

症状に対しては、薬による治療、中耳加圧治療、手術治療がある。薬による治療では、イソソルビドという液体の薬が用いられることが多い。中耳加圧治療というのは、専用の装置を用いて、外耳道の気圧を少しだけ高くして中耳へ刺激を加える治療である。日本では、近年になって保険適用された治療法であり、まだ広く普及されるには至っていない。手術治療には、内《ない》リンパ嚢《のう》開放術や選択的前庭《ぜんてい》機能破壊術がある。手術治療は、めまい発作が薬剤や中耳加圧による治療を行ってもコントロールがつかない場合に検討される方法であり、この節のテーマである難聴の治療ではないが、疾患の治療法として記載した(『メニエール病・遅発性内リンパ水腫診療ガイドライン2020年版』)。

突発性難聴、メニエール病ともに、治療を行っても聴力が回復しないことがある。その場合には、難聴に対して補聴器の使用を検討する。

なお身近な難聴として、加齢性難聴がある。一般的に「年のせいで、聞こえにくくなりました」と表現される難聴である。現代の医学では、加齢性難聴の根本的な治療法はないが、聞こえにくさを補うために、積極的に補聴器を使うことをお勧めしている。

Ⅶ章でも書かれているが、聞こえにくいままの状態で生活していることと、認知症との関係性が最近は注目されている。補聴器を使って、さまざまな音を耳から脳へインプットし、たくさんの情報を取り入れて外界からの刺激を受けることは、身体にとってよいことである。ただし補聴器は、個人に合わせた調整が必要である。装用にあたっては、専門医に相談をしてほしい(Ⅸ章参照)。

耳鳴りの治療

Ⅰ章7節で、いろいろな耳鳴りについての解説があった。さまざまな病気で耳鳴りが発生するが、その病気自体を治療できる場合は、まず治療に専念する。しかし、治療を行って一定期間が過ぎても耳鳴りが残ってしまう場合がある。以下、ここでは、慢性の自覚的耳鳴《じかくてきじめい》を、耳鳴りとして話を進める(幻聴や他覚的耳鳴《たかくてきじめい》(他人にも聞こえる耳鳴り)は含まない)。

自分にしか聞こえないものを、検査などで検出して程度を評価することは困難であり、そのことが耳鳴りを患う患者さんにとっては、つらいこととなる。そこで、なるべく、耳鳴りのつらさを客観的に見られるよう考案されたのが耳鳴障害度質問票である。患者さん本人に質問票に回答してもらい、耳鳴り症状をスコア化する。比較的よく知られているのがTinnitus Handicap Inventory（ＴＨＩ）で、日本語訳もあり、日本語版ＴＨＩとして診療の場で使用されている。耳鳴りを治療するにあたり、このスコアが、耳鳴りが改善しているかの一つの目安となる。

現在、一般的に行われている慢性耳鳴りの治療はＴＲＴ（Tinnitus Retraining Therapy）である。実は、耳に異常がなくても耳鳴りはある。静かな部屋でシーンという耳鳴りが聞こえたり、何かの拍子にキーンという耳鳴りが聞こえたりしたことがあると思う。このように正常な状態でも耳鳴りは存在するので、耳鳴りの完全消滅を治療の目標にすると、正常な耳鳴りまでも消去しなければいけなくなり、目標達成が難しくなる。

ＴＲＴは、耳鳴りの完全な消滅を目標とはしない。耳鳴りが聞こえていることを大きく問題視しないように、なるべく意識しないようにすることで、耳鳴りをつらく感じる程度が軽くなっていくことを目標とする。ただ、なかなか意識しないようにするのが難しい。そのことを解決するために、ＴＲＴでは二つの項目が両輪となっている。

一つは耳鳴りを正確に理解することである。主治医から耳鳴りについての正しい説明を受け、過度に耳鳴りを不安視しなくても大丈夫であると理解することが、耳鳴りを意識する程度を少なくしていく。不安やストレス、睡眠不足が耳鳴りの音量を増強させることが多いことも理解して、悪化するような環境に自分を置かないように意識してもらうことも必要となる。

同時に、補聴器を使用し、難聴があれば周囲の音を聞こえやすくするとともに、補聴器から耳鳴りに似たサウンドや不快でない環境音などを出力して聞くことで、耳鳴りが鳴っているのかどうかわかりにくい状況を作り、耳鳴りが気にならなくなるようにしていく。これを音響療法という。補聴器の機能のみで耳鳴りへの効果が認められる場合には、耳鳴りに似たサウンドを出力する必要はない。

ＴＲＴが有効である理由として、耳鳴り自体が目立たないような音環境が作られることと、外部から何らかの不快でない音を脳へ入力することにより耳鳴りを発生させている脳の活動が抑えられ、耳鳴りが軽減するのではないかと考えられている（『耳鳴診療ガイドライン２０１９年版』）。

耳鳴りに対する正しい理解と、耳鳴りを聞こえにくくする音響療法、これらを患者が肯定的に受け入れて実践していくことで、気づいたら「耳鳴りは鳴っているが、気にならなくなっている」ことをまずはめざしたい。医療者はこの目標に向けて、治療にあたっている。

2　中耳炎の治療

中耳炎とは、中耳の炎症性の病気の総称である。中耳の構造について目次裏図1とⅡ章をもう一度みてみよう。鼓膜、耳小骨などなど、いろいろな構造物があるのがわかる。この中耳のどこかに不具合が生じると、音が伝わりにくくなり難聴となる。中耳炎では、主に伝音難聴が起こる。

急性中耳炎

急性中耳炎は、代表的な中耳炎である。読者の皆さんも、一度は、かかったことがあるかもしれない。耳がとても痛くなり、熱が出ることもある。小児に多い。主な原因はウイルス感染、細菌感染である。

軽症であれば、痛み止めなどの使用のみで様子をみることができる。しかし中耳炎の程度が軽くない場合には、抗菌薬を内服する。中耳腔《ちゅうじくう》に貯留液があり、なかなか治らない場合には、鼓膜の切開を検討し、それでも治らない場合には、点滴による抗菌薬投与も検討する（『小児急性中耳炎診療ガイドライン2018年版』)。

乳幼児は、症状を自分で説明できない。痛がらなくなった、熱が下がった、ということで治ったと保護者が判断せずに、耳鼻咽喉科医が〝治りましたね〟と言うまでは通院し、しっかりと治すことが大事である。完治しないまま放置すると、次に説明する滲出性《しんしゅっせい》中耳炎に移行したり、将来的に慢性中耳炎になることもあり、聞こえが悪くなることもある。一生使う大事な耳なので、しっかりと治したい。

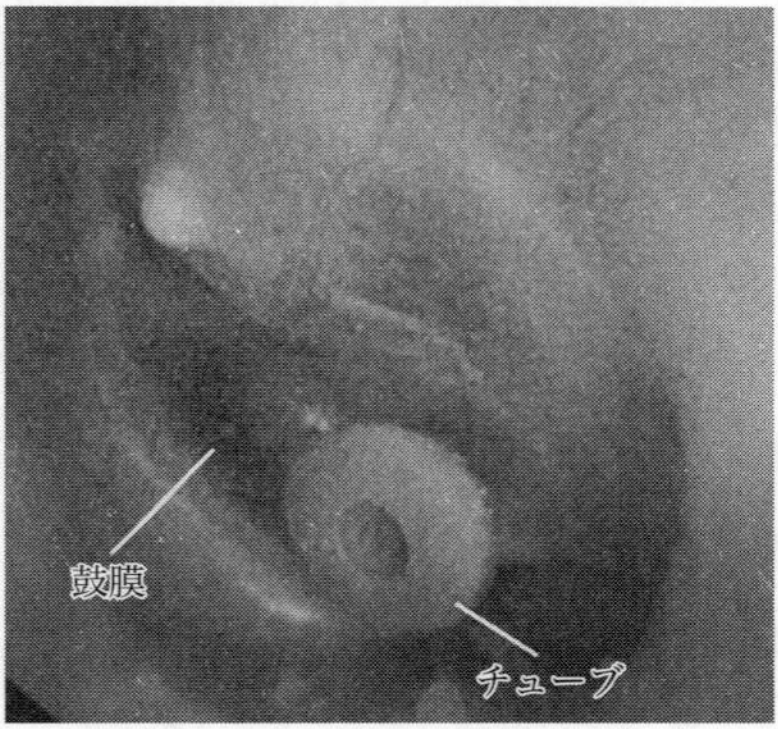

図Ⅷ-1 鼓膜換気チューブが留置された様子(左耳. 筆者提供)

滲出性中耳炎

中耳腔に貯留液があり、痛みや発熱などの急性炎症の症状は認められない中耳炎のことを滲出性中耳炎と言い、小児に多くみられる。主な症状は難聴である(Ⅳ章参照)。

小児においては、難聴は言葉を覚えることへ影響し、聞こえにくさが学業へ影響することもある。風邪や鼻炎をともなっている場合、その治療をすることで滲出性中耳炎も治ることも多い。長引く場合は鼓膜換気チューブを挿入し、中耳腔の貯留液が溜まらないようにする(図Ⅷ-1)。アデノイド(咽頭扁桃《いんとうへんとう》)増殖症が原因の場合には、アデノイド切除術という手術を行う場合もある。

慢性穿孔性《せんこうせい》中耳炎

鼓膜に穿孔(あな)が生じてそれが治癒せず、そのために慢性的な難聴や耳だれが繰り返し起こっている状態を慢性穿孔性中耳炎という(Ⅳ章参照)。耳だれが生じた場合はその都度、抗菌薬などで治療することができるが、根本的に治すには手術が必要となる。中耳腔に深刻な炎症がなく鼓膜の穿孔のみが問題となっている場合は、患者さん自身の結合組織や筋膜などを用いた鼓膜形成術が行われる。加えて近年では、穿孔部分の処置とともに鼓膜の成長を促す薬剤(トラフェルミン製剤)を耳内に挿入して穿孔を閉鎖させる鼓膜穿孔閉鎖術が普及しつつある。

鼓膜の穿孔とともに中耳腔に問題となるような病変《びょうへん》がある場合は、鼓膜の形成に加えて病変を清掃して耳小骨の点検、再建を行う手術(鼓室形成術)がなされる。これらの手術では内視鏡を用いた手術（内視鏡下耳科手術）が広く用いられるようになってきており、患者さんの負担が大きく軽減されてきている。

中耳真珠腫（真珠腫性中耳炎）

正常な中耳腔は粘膜で覆《おお》われているが、そこに本来は存在しない皮膚の成分（角化《かくか》扁平上皮《へんぺいじょうひ》）が入り込んでトラブルを引き起こしている状態を中耳真珠腫という（Ⅳ章参照）。これは、生まれつき角化扁平上皮が中耳に迷い込んで生じる先天性真珠腫と、鼓膜が中耳に陥凹《かんおう》して上皮の袋を生じる後天性真珠腫の二種類に分類される。

いずれでも真珠腫の中に角化物が蓄積して感染や炎症が生じたり、周りの骨を溶かしていく性質があるため、放置すると難聴や耳だれのみならず、めまいや顔面神経麻痺《まひ》などを生じる可能性がある病気である。治療には、真珠腫を完全に除去して鼓膜や耳小骨を修復する鼓室形成術が選択される。

3　生まれつきの難聴

生まれたときから難聴を持っている子どもたちがいる(Ⅳ章5節、8節参照)。原因の主なものは遺伝子変異であり、ついでウイルス感染である。いずれも現在は治療法はなく、成長過程での聴力をいかに補助していくか、ということが重要となる。

乳幼児でも、炎症性の病気、例えば、真珠腫性中耳炎や滲出性中耳炎などは、手術によって治すことができる。手術の適応となるかどうかや、手術の時期は、主治医と相談して決めることになる。

難聴をサポートする機器

乳幼児期は周囲の音や人が話す言葉を聞き、学習していく時期である。聞こえないと情報量が極端に少なくなり、語彙《ごい》力や学習面の遅れ、コミュニケーションへの支障が生じ、日常生活や将来にも大きな影響を及ぼすことになる。難聴と診断されたら、生後六カ月以内で、なるべく早く補聴器を使うようにする。難聴レベルが高度以上の場合、補聴器では十分な聴力が得られないこともある。その場合には、人工内耳手術を検討する。人工内耳については、次の章で説明する。

乳幼児の軽度難聴、中等度難聴は、現代の検査であっても見逃されることがある。ある程度聞こえるために、周囲も難聴に気づきにくい。少しぼーっとしている、勉強が苦手、呼びかけても無視をする、というようにその子の性格的な問題とされていて、小学校での健診や就学前健診で難聴があることが初めてわかる場合もある。わかったらその時点から、補聴器の使用を開始する。

聴力だけでなく包括的なサポートを

補聴器や人工内耳をつければ、すべて解決ということではない。難聴が高度であるほど、補聴器を使っても、正常聴力の子どもと比較すると聞こえにくさが残る。その子が持つ能力を最大限に活かすためには、聞こえにくさをサポートし、家族などまわりの人たちをも支援しながら、見守っていく社会的な体制、すなわち療育が必要となる。

療育とは「障害のある子供のために行う医療と保育・養育」(『広辞苑』第7版)である。難聴のあるお子さんであれば、病院では、聴力検査、補聴器を使った際の聞きとりの検査、ことばの獲得のチェックなど難聴に対する医療を受け、同時に療育施設で、ことばの聞きとりや発音の練習、同世代の友人とのコミュニケーション、学習など、保育・養育を受けることが、療育となる。日本では療育施設や療育を担当する専門職が諸外国と比べると十分にあるとは言い難い状況であるが、医療現場においては、療育に関するガイドラインなどもあるため、小児の補聴器導入や人工内耳手術に関する意識の共有はできてきている。

今後も、耳鼻咽喉科医、言語聴覚士、療育施設の担当者(言語聴覚士、教師など)、そして患者さん本人とその家族などまわりの大人が連携して、ますますよい環境となっていくことを願う。

コラム8　ウイルスと難聴

平林源希

今日は咳《せき》と鼻汁が出るなあというとき、医者でなくとも風邪だと思いますよね。風邪の多くはウイルスにより起こります。では、今日は聞こえが悪いという場合はどうでしょうか。Ⅳ章の5節「子どもの病気」でも出てきましたが、実は聞こえにとってもウイルスは無視できない存在です。

ウイルスの特性

ウイルスは細菌・真菌よりもずっと小さく、一度身体に入ればさまざまな臓器へたどり着くことができます。しかし感染できる細胞に好みがあるため、種類により症状に違いが出ます。鼻とのどが好みのウイルスであれば咳や鼻汁などの気道症状が中心で、いわゆる風邪の症状になりますが、ある種のウイルスは神経と皮膚を好みます。このようなウイルスにはヘルペスウイルスの仲間や、麻疹《ましん》、風疹、おたふくかぜ(ムンプス)などをきたすウイルスなどが知られています。初感染時は発熱などの全身の症状に加え、皮膚の症状でよく知られているものが多いのですが、しばしば難聴のような神経症状をきたすことがあります。

ウイルスの特性を一括りにすることはできませんが、一般に、麻疹、水痘《すいとう》（水痘・帯状疱疹《たいじょうほうしん》ウイルスの初感染）は感染力が非常に高く（空気感染）、なかでも麻疹にかかると重症度が高いことで知られています。風疹、おたふくかぜ（流行性耳下腺炎《じかせんえん》）はこれより感染力はやや弱まり（飛沫感染）、症状自体も軽症どころか症状がなくすむ人もいます（不顕性感染）。単純ヘルペスウイルスは初感染時には症状が出ませんが、ひっそりと感染し続けて（潜伏感染）、繰り返して皮疹《ひしん》を出すという特徴があります。

ウイルス目線でそのイメージをタイプわけすると、派手に真っ向から短期戦に臨み、人の記憶（免疫）に長く残るタイプ（麻疹、風疹、おたふくかぜ）と、こっそりと感染して長期に潜伏し、ときどきゲリラ戦を展開するタイプ（単純ヘルペス、水痘・帯状疱疹）にわけられます。このうち突然、難聴のみが起きる場合には後者のタイプの仕業が疑われます。

このようなウイルスの特性に思いを巡らせると、彼らにも生存戦略があるのだなと感じます。なかでも彼らの最大の武器は、常に多様性を持っていることだと思います。そもそもウイルスは基本型を保ちながら変異する性質がありますし、症状も宿主の状態に大きく左右されます。結果的に人間は正確に予測できず、対策が画一化できませんから、戦略としては見事というほかありません。

難聴に限らず、ウイルス感染に対する治療は限られています。抗ウイルス薬や炎症を抑えるステロイドなどによる治療は、早期に使用すればある程度の効果があります。しかし一度神経に対して障害が生じてしまうと、元には戻せません。また症状が出てからの治療なので、周囲への感染は阻止しきれません。

予　防

この点、最大の治療は予防です。主な対策であるワクチンについてはX章で扱っています。もう一つは人が集まる場所を避けることですが、これは私たちが新型コロナウイルス感染症(COVID-19)で体験した類のジレンマを含んでいます。症状には個人差がありますから「軽症ですむことが多い」はあくまで確率の問題で、「一〇〇〇人に一人は亡くなることや、重い障害が残ることがあります」という説明に対しての反応や行動はさまざまです。持病や置かれた環境という土台が個人で違いますし、そのうえで「個人のリスク」と「社会のメリット」を天秤にかけて選択せよ、というのは度量のいる話です。

対策を一括りにはできませんが、特にかかりやすい状態や環境にある人、すでに何らかの病気で片側の耳が聞こえないという人は積極的に予防したほうがよいと言えます。

なかでも妊娠中の胎児はウイルスに対して無防備かつ、脳が形成される時期の影響は大きいので、妊婦がこれらのウイルスの抗体を持っているかを調べておくことはとても大切です。また妊婦の周りの人の協力も欠かせません。全身性の症状がある場合はもちろん、局所的でも水《すい》疱疹《ほうしん》による接触感染があり、また皮疹がなくても唾液(口唇ヘルペス)や性交渉(性器ヘルペス)で感染するので、妊娠中は気をつけなければなりません。

IX

聞こえを助けるツール

櫻井結華

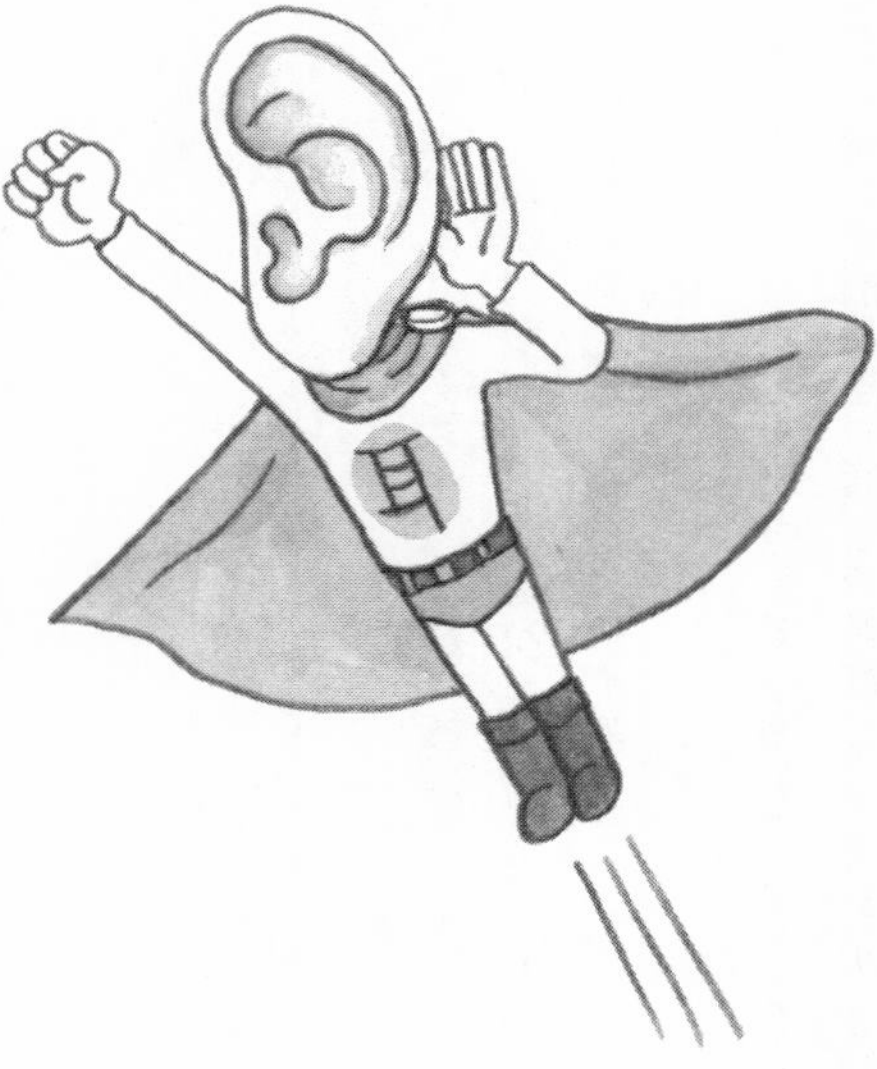

1　補聴器

補聴器とは

補聴器は、小さな音響機器である。外界からの音をマイクで拾って音声処理を行い、レシーバーから出力して耳の中へ伝える。

音声の処理方法によって、アナログ式とデジタル式があるが、現在はほぼデジタル式しかみられなくなった。形状によって、ポケット型、耳かけ型、耳あな型の三タイプがある。どれも小型化してきており、耳かけ型でも髪の毛に隠れて見えないようなサイズとなっている。音を伝える経路による分類では、空気の振動で伝わる気導《きどう》補聴器と骨の振動で伝わる骨導《こつどう》補聴器がある。病気の状態、聴力レベル、生活スタイル、予算などを考慮して機種を決めていく。

補聴器は、あらゆる難聴が適応となるが、適した補聴器の種類や調整(フィッティング)に関しては専門家との連携が不可欠である。補聴器は眼鏡とは少し異なり、かけたらすぐにパッと聞こえるようになる、というものではない。その場で試しただけでは、おそらく、うるさいわりに会話が思ったよりも聞きとれず、機械を通した音声を聞いて違和感をおぼえ、購入をためらうこともあるかと思う。そこで、可能であれば一定期間、貸し出しをしてもらって、いろいろな場面で試してみることを勧める。

病院の補聴器外来では、補聴器を貸し出ししてくれることが多い。それは、補聴器が必要な患者さんには補聴器を使用するようになっていただきたいからであり、補聴器からの音に慣れて聞きとり効果が実感できるように、また、実際に購入したのちに、自分で使いこなせるという確信を持っていただくことのお手伝いをするためである。

補聴器は精密な機器なので、メンテナンスも必要である。自分で掃除などの手入れをするとともに、定期的に聴力検査を受け、聴力と補聴器の調整が合っているか確認し、故障などがないかのチェックもときどき行うとよい。なお機器なので、いずれは劣化して使えなくなり買い替えが必要となる。

補聴器相談医

補聴器は健康保険の適用のない機器であるが、適切な適応診断と調整が必要なので、専門家への相談が望ましい。医師に関しては耳鼻咽喉科医が専門家であり、さらに補聴器相談医という資格を持った医師もいる。

補聴器相談医は、補聴器の適応や適合状態を診断し、言語聴覚士、認定補聴器技能者、認定補聴器専門店と連携して、補聴器が適切に使用されるように努めている。例えば、耳の手術を受けたことがある場合、外耳道《がいじどう》の形態が通常と異なっていることがある。その場合には、一般的な耳栓だとうまく合わないことがあるので、適した形状の補聴器はどういうものなのか相談が必要となる。

また、認知症があるが補聴器を使用できるだろうかというご家族からの相談や、補聴器を入れると耳がかゆくなるがどうしたらよいか、というような相談など、さまざまなことが補聴器外来に持ち込まれる。すべてを解決できるわけではないが、医師に補聴器の相談をしたい場合には、補聴器相談医に聞いてみてほしい。そのほか、後述する助成に関する書類作成の一部も、補聴器相談医が行う。

病院によっては言語聴覚士という音声・聴覚の専門職スタッフも常駐しており、医師とともに補聴器相談を担当していることもある。

補聴器購入時の助成について

補聴器を購入する際、保険診療は適用にはならず、原則は自費での購入となる。ただし、聴力レベルや年齢によっては助成制度が適用となることがある。制度の一つは、身体障害者福祉法である。身体障害者福祉法による聴覚障害は、平均聴力が左右ともに高度難聴以上(七〇デシベル(dB)以上)の場合等に該当する。

聴覚障害の認定には公的に申請と審査が必要であり、そのための意見書は身体障害者福祉法一五条指定医(以下、指定医)という資格を持った耳鼻咽喉科医が作成することができる。聴覚障害の認定を受けると、補装具支給の補助が受けられる。その意見書も指定医が作成する。また、身体障害者福祉法聴覚障害に該当しない軽度・中等度難聴でも、小児に関しては教育上の必要性も考慮されて、補聴器購入費用助成制度が利用できる場合が多い。ただし地域により、その対応には相違がある。

近年では、この制度とは別に、居住地の自治体が独自に高齢者への補聴器購入費用助成を行っていることがある(例：東京都港区)。また、助成制度ではないが、年度末の確定申告時に補聴器購入費用を医療費控除に該当する費用として申告できる手続きがある。申告の際には、前に述べた日本耳鼻咽喉科学会認定の補聴器相談医の作成した「補聴器適合に関する診療情報提供書(2018)」が必要である。

2 人工聴覚器

難聴を起こす病気にはいろいろあり、治療法もさまざまであるが(Ⅷ章参照)、治療を行っても十分な聴力とならない場合もある。また、現代の医療では治療法がない病気もある。その場合、補聴器で聴力を補うのだが、それでも生活には十分でないケースもある。また、耳の状態から補聴器を装用できない場合もある。

こういう場合の選択肢として開発されたのが、人工聴覚器である。人工聴覚器は、かつては治療法がなかったケースへの難聴治療に、新しい扉をあけた医療であり、現代のテクノロジーが駆使されている。ただし埋め込み式の機器なので、手術が必要となる。現在、日本で保険診療として認可されているものを紹介する。

人工内耳

人工内耳は、体外装置(プロセッサー)と体内装置(インプラント)からなる。この二つの装置は、磁石で皮膚を介して接続される。

外部からの音は体外装置にて集音され、耳の後ろの皮下に埋め込まれた体内装置へ電気信号に変換された音声情報が送信される。体内装置には細くて長い電極がついており、電極は内耳の蝸牛《かぎゅう》の中へ挿入される。体外装置から届いた音声情報が電極へ伝わると、難聴のために機能が低下してしまった蝸牛の代わりに、直接、蝸牛神経を刺激し、脳へ音の情報が伝わっていく。両側の高度／重度難聴で、補聴器でも十分な効果が得られない場合に、人工内耳の適応が検討される。

機器の進歩はめざましく、音声処理方法、電極、形状の進歩、周辺機器の開発などが、常に積極的に行われている。

人工内耳が登場する以前は、補聴器でも聞きとりがうまくいかない高度難聴の場合、それ以上行えることはなかったのだが、人工内耳という治療法が開発されたことで、まったく聞こえなくなった方々へ再び聞こえを提供できるようになった。また、生まれたときから高度な難聴を持つお子さんにも、聴覚を活用するという選択肢ができた。

人工内耳手術を受けた場合、いくつか生活上の制限がある。例えば、ＭＲＩ検査に関し、検査可能な人工内耳機種と検査不可の機種があるので、注意が必要である。持病の経過観察などのために定期的にＭＲＩ検査を受けなければいけない患者さんは、人工聴覚器手術の是非に関して慎重に検討をする必要がある。

また、これは当然のことではあるが、体内装置が入っている部位を強打すると、機械が損傷してしまう。そのため、サッカーのヘディングや格闘技など、同部位に強い衝撃が加わる可能性があるスポーツは避けなければいけない。

人工中耳

人工内耳と同じく、体外装置と体内装置から構成されている。体内装置の一部は人工内耳と同様に耳の後ろの皮下に埋め込まれるが、蝸牛内に電極を挿入して電気で蝸牛神経を刺激する人工内耳とは異なり、耳小骨《じしょうこつ》の一つであるアブミ骨、または内耳窓《ないじそう》に振動子《しんどうし》(音を振動として伝える部品)が設置される。

入力されてくる音信号は振動に変換されて振動子に伝わり、内耳のごく近い場所が刺激される。そのため、補聴器と比較すると明瞭な聞こえが期待できる。

内耳へ音を伝える仕組み上、内耳機能(骨導聴力)がある程度保たれている必要がある。また中耳腔《ちゅうじくう》へ振動子を設置するので、中耳に炎症があったり、構造上の問題があるなどの場合は、手術は行わない。

骨導インプラント

骨導インプラントは、埋め込み型の骨導補聴器ともいわれる。生まれつき外耳道が閉塞している患者さんや、耳だれが持続して通常の気導補聴器を使用できない患者さんなどにおいて、骨導聴力が保たれている場合には、頭蓋骨《ずがいこつ》から蝸牛へ音を振動として直接伝える骨導補聴器が使用されることがある。

通常の骨導補聴器は、骨導端子という装置を頭蓋骨に密着させて、音を振動として頭蓋骨経由で蝸牛へ届けている。骨導端子の密着方法として、眼鏡の柄(つる)、ヘアバンド、カチューシャなどの形状が用いられてきたが、どれも皮膚に比較的強く押しつけて使用しないと、皮膚面で音が弱まり、蝸牛まで届く音刺激が減ってしまうことから、使用感がよいとは言えない補聴器であった。

骨導インプラントは、骨導補聴器と同様に、頭蓋骨から直接、蝸牛へ音信号を骨振動として伝える機器である。違いは、頭蓋骨にインプラントを埋め込む点である。

インプラントに接続する振動子には、体外に設置するものと、皮下に埋め込むものがある。両者ともに機器を皮膚に強く押しつける必要がなくなり、効率的に蝸牛へ音を伝えられる。蝸牛へ音刺激が伝えられたあとは、通常の聴覚伝導路を伝わって脳に音信号が届けられる。すなわち、ある程度の蝸牛機能(骨導聴力)があるケースが適応となる。

このように、聞こえを助けるためのツールはいろいろなものがある。自分にはどれが合うのかについては耳鼻咽喉科医に相談をしてみよう。

コラム９　耳の再生医療

山本和央・森野常太郎

再生医療とは、失われた身体の組織や臓器を再生することをめざし、失われた機能を回復させるものである。これまで治療法のなかった病気やケガに対して、新しい治療法をもたらす可能性があり、社会的にも注目され、大きな期待が寄せられている。耳の病気に対しても、再生医療の取り組みがある。ここにいくつか紹介したい。

鼓膜《こまく》の再生医療

鼓膜の穿孔《せんこう》を閉鎖する処置は一七世紀ごろより始まっていて、現在広く一般的に行われている手術(鼓膜形成術)が開始されたのは一九五〇年ごろからである。自分の皮膚の下の筋肉の表面にある膜(筋膜)を採取し、鼓膜の穿孔部分に移植することで、移植した筋膜が土台となって穿孔の周囲に残っている鼓膜の組織から細胞が増え、鼓膜が再生することで穿孔が閉鎖される。すなわち鼓膜の再生をうながす土台(足場と呼ぶ)を作るというのが鼓膜形成術の目的で、このように昔から耳鼻咽喉科の治療においては再生医療にもとづいた考え方があった。

近年では、細胞を増やす成長因子を含んだ薬剤を使用し、鼓膜を再生させて穿孔を閉鎖する治療法が開発されて実際に行われている。耳鼻咽喉科の外来で実施可能な閉鎖術で、比較的簡便で短時間に行うことができるため、患者の負担も少ない。

今では患者のニーズによって、治療法の選択肢も広がってきている。

中耳の再生医療

Ⅳ章2節で紹介した中耳真珠腫《しんじゅしゅ》(真珠腫性中耳炎)の根本治療は手術であるが、従来から行われている手術には一定の手術成績はあるものの、再発してしまうことも少なくない。再手術を繰り返すケースもあり、難治性のなかなかやっかいな病気である。

これまでの研究で、真珠腫の再発の原因には中耳の粘膜が大きく関係していることがわかり、手術後に中耳の粘膜を早くに再生させることができれば、真珠腫の再発を防ぐことができるとわかってきた。

薬剤などで粘膜が再生できるのであれば容易であるが、現代の医学では粘膜ひとつ再生させるのにも、なかなかそう簡単にはいかない。しかし、これまで研究を積み重ねた結果、培養した自分の細胞を真珠腫の手術の際に中耳に移植することで、粘膜を再生させられることがわかった。

身体のどこの細胞を使用するのかというと、鼻の細胞を使うのである。真珠腫の患者自身の中耳の粘膜を簡単に採ってくるというのは無理なので、中耳に近くて安全に簡便に採りやすい患者自身の鼻のなかの粘膜を採り、その細胞を培養して使用する。

鼻の粘膜をそのまま中耳に移植する治療は古くに行われたことがあったが、期待するような結果は得られていなかった。

鼻の粘膜の細胞を培養する方法は、身体のほかの部位の再生医療に用いられている「細胞シート」という特殊な技術を使う。この技術は、眼の角膜や心臓の筋肉、膝関節《しつかんせつ》の軟骨、食道の粘膜などの再生医療に実際に活用されている。鼻の粘膜を採って細胞を培養し、シート状になった細胞たちを真珠腫の手術の際に移植し、中耳の粘膜を再生させて真珠腫の再発を防ぐ(Yamamoto K. ほか)。

効果もさることながら、鼻の細胞を培養して耳に移植するという、耳鼻咽喉科ならではの発想で、なかなかユニークな画期的な治療法である。

ちなみに、これは東京慈恵会医科大学耳鼻咽喉科学教室で研究を重ね、開発された治療法で、すでに医療の現場で実践されており、社会への普及が目前に迫っている。

内耳の再生医療

Ⅳ章7節で紹介した内耳の病気の難聴(感音《かんおん》難聴と呼ぶ)の多くは、主に内耳の蝸牛《かぎゅう》と呼ばれるところにある有毛《ゆうもう》細胞という細胞がダメージを受けることが原因であり、その有毛細胞は再生能力を持たない。そのため、感音難聴は不可逆的で、いったん失われてしまった聴力は改善しない。そこで失われた聴力を回復させる内耳の再生医療が待ち望まれており、さまざまな再生医療の研究が行われている。

よく知られたiPS細胞を用いた基礎研究も盛んであり、iPS細胞を使って内耳の細胞を再生させる研究や、難聴の患者のiPS細胞を使った新薬の開発など、さまざまなことが研究されている。

また、iPS細胞を用いてオルガノイドと呼ばれる「ミニ臓器」を作る研究も取り組まれており、私たちは、内耳オルガノイドを用いて、薬剤による難聴の原因の究明や治療法の開発に役立てている(Kurihara ほか)。

動物実験のレベルでは、これまで自然には再生することがないと言われていた有毛細胞が薬剤により再生されたという研究も報告された(Izumikawa ほか)。

このように、内耳の再生医療は、現在はまだヒトでの治療で行われる段階にはなっていないが、今後の研究の発展に大きな期待が寄せられている。

内耳がダメージを受けて起こる感音難聴は不可逆的であるため、治療のニーズは再生医療と非常にマッチしているが、まだヒトで治療できるまでにいたっていない。そのため、現状で内耳が高度に障害された患者への唯一の聴覚の獲得方法は、Ⅸ章2節でも紹介された人工内耳である。

人工内耳は内耳の機能を人工的に代償する機械としてはかなり高いレベルに達したもので、世界で約四〇年前に実用化され、最も普及している人工臓器である。人工内耳というすでに医療の現場において実績があり、確立された治療法があるなかで、聴覚として人工内耳を超えたレベルのものを求めるとすれば、非常に高いハードルであろう。

また、ヒトの身体のなかでも内耳は解剖学的な構造と機能が最も複雑な器官の一つなので、失われた内耳をまったくの元の形に戻すということでの再生というのは、現時点では非現実的なのかもしれない。しかしながら、人工内耳は元の自然な聴こえとは異なるもので、本来のヒトの内耳の聴覚の機能そのものにおよぶものではなく、まだまだ多くの克服すべき点があるのも事実で、よりよい聴こえを求めるには、さらなる人工内耳の改良が必要である。

その一方で、機械で代償するのではなく、やはり本来のヒトの自然な内耳機能を回復させ、本来の自然な聴こえを取り戻せるのであれば、それこそが理想であり、そのためには細胞や組織の再生を通じて障害や病気を治すという再生医療が必要である。将来的に再生医療を活用して、自然な聴力回復が可能となる未来に期待したい。

X
耳の病気の予防

櫻井結華

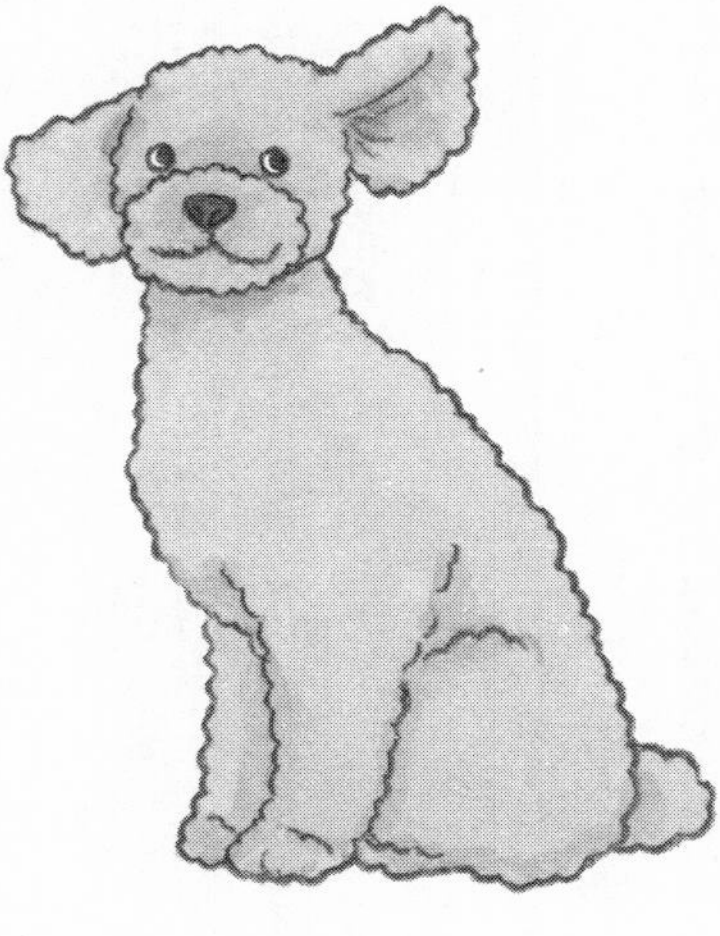

1　耳のかゆみを予防する

耳掃除をしすぎない

「耳掃除をしすぎないで」。まずは、このことに尽きる。耳のかゆみを引き起こす疾患が、I章1節で紹介されている。外耳道炎《がいじどうえん》、外耳道湿疹《がいじどうしっしん》、耳あか、耳の皮膚の乾燥、などである。

耳のかゆみは、その場所が見えなくて、それでいて非常にムズムズするので本当につらい。例えば軽い外耳道炎では、かゆみが主な症状となる。耳の中のかゆい場所は見えないから、やみくもに綿棒や耳かきで全体的に引っかいてしまったりする。しかし、それは軽く済んでいた外耳道炎を悪化させることになり、かゆみが増し、耳漏《じろう》や痛みも出て、そしてさらに綿棒でかいてしまう……という悪循環が起こるので、かゆくても絶対にかかないでいただきたい(なかなか、それがつらいのもわかるが)。

外耳道炎の予防

そこで、まずは外耳道炎を予防することが肝心だ。外耳道炎は、外耳道の皮膚の炎症のことで、赤くなっているだけのこともあるが、腫《は》れや滲出液《しんしゅつえき》(耳漏)が生じるような重症例もある。多くは耳掃除のしすぎにより皮膚が異常を起こした結果であり、軽症の場合はこれ以上重症化しないように、とにかく耳の穴を必要以上にさわらない、ということを徹底すると、治っていく。

かゆくてかきたくなったときは、身体の見える場所だったらどうするか考えてみるとよいのではないかと思う。

例えば、顔がかゆくなったと想像する。顔に傷がつくのは誰でも嫌なので、一瞬かゆみが襲ってきたとしても、その部位を確認して大きな異常がなければ、ひどく引っかくことはしないと思う。かゆいからと皮膚を徹底的にかきむしると、皮膚がかえって炎症を起こし、赤味が増して腫れてきて、結果的にかゆみも続いてしまう。耳の中も同様である。耳の中をさわるときには、これが自分の顔の皮膚だったらどうするか、とひと呼吸おいて、それでも異常なかゆみだった場合には、かゆい場所に異常がないか、耳鼻咽喉科で診察を受けてほしい。

特殊な外耳道炎としてI章1節とⅣ章1節で述べた外耳道真菌症がある。真菌というのはカビのことで、簡単に言うと、耳にカビが生えた状態である。これは、耳の皮膚の免疫力が弱くなると起こりやすくなる。糖尿病がある場合や、抗がん剤を使用している場合、リウマチなどで免疫抑制剤を使用している場合などは、免疫力の低下があるので外耳道真菌症にかかりやすい。そのため、そのような病気がある人は、耳漏や耳のかゆみが続くときには耳鼻咽喉科を受診したほうがよい。

外耳道湿疹について

外耳道湿疹は、外耳道炎と類似した背景による疾患であるが、そのほかに、アレルギー疾患をもっていると起こりやすい。予防の一つはアレルギー症状のコントロールである。例えば花粉症であれば、早めに薬を飲み始める〝予防投与〟やアレルギー反応自体を起こしにくくする〝舌下免疫療法〟などがあり、花粉症の症状を抑えることができるのでその季節の耳のかゆみも軽症化する可能性が高い。耳のかかりつけ医(コラム10参照)に相談をしてみよう。

2　子どもの中耳炎の予防

子どもがかかりやすい中耳炎は、痛みや発熱をともなう急性中耳炎と、聞こえに影響する滲出性中耳炎の二つが主である。小さい子どもは、自分のどこが、どのように具合が悪いか説明できない。しかし、早期発見・早期治療は重症化の予防につながるので、子どもからのサインを見逃さないようにする。

風邪の予防

風邪をひいたとき、子どもは大人よりも急性中耳炎にかかりやすい。それは、子どもの耳管《じかん》の構造上の特徴や未熟な免疫機構による。

となると、まず行うべきことは風邪の予防である。多くの風邪はウイルス感染によるので、手洗い、うがい、規則正しい生活、しっかりと食事を摂るなど、基本的な感染予防対策と生活習慣を守ることが感染予防となる。そうは言っても誰でも風邪はひく。鼻汁が多いときは、中耳への急激な圧力の負荷を避けるために鼻を強くかみすぎないように気をつける。しっかりと休息をとって風邪の早期回復に努めることも、中耳炎の予防につながる。

急性中耳炎

子どもの急性中耳炎のなかには、治りにくいタイプがある。それは、鼻やのどの細菌感染から波及した中耳炎で、特に薬剤耐性菌の場合には長引いたり繰り返したりする。

集団保育の低年齢化というのも、中耳炎が治りにくい要因として挙げられている。集団保育の場では、風邪が治ったと思ったらまた違う風邪をもらってきて、というのを繰り返すので、中耳炎が治るタイミングを逸し、長引かせてしまう状況に陥りがちである。薬剤耐性菌が混ざっていれば、抗菌薬が効きにくいためにさらに炎症が長引く。集団保育に関しては個々にさまざまな事情があると思うが、治療を行う者の立場からのアドバイスとしては、できれば、小さい子どもが風邪をひいた際には、なるべく自宅でお休みさせてあげられると、中耳炎の治りもよくなるだろう。

小児の急性中耳炎の診療のために、日本耳科学会、日本小児耳鼻咽喉科学会などが合同でガイドラインを発行した(『小児急性中耳炎ガイドライン2018年版』)。そこには、ワクチンが小児の中耳炎を予防する可能性について書かれている。

急性中耳炎の主な原因細菌は、肺炎球菌とインフルエンザ桿菌《かんきん》という細菌である。これらの細菌に対するワクチンのうち、急性中耳炎や鼻炎・咽頭炎《いんとうえん》の原因となるインフルエンザ桿菌の型に有効なワクチンはまだないのだが、肺炎球菌ワクチンは乳幼児に接種可能であり、急性中耳炎の予防、中耳炎の軽症化、中耳炎の反復化の予防につながるとガイドラインに記載されている。ただし、ワクチンと違う型の肺炎球菌には効果がない。

風邪を予防する意味で、インフルエンザウイルスのワクチン接種も間接的な効果がある。

3　音響による難聴を予防する

大きすぎる音を聞いた後、耳がキーンと鳴ってしばらく聞こえが悪くなった感覚になったことはないだろうか？　盛り上がったロックコンサートの帰り道、何だか耳が遠いなと感じたことはないだろうか？　そう、大きな音は聞こえにダメージを与えるので要注意である。

Ⅳ章7節にもあるように、音響により生じる難聴は大きくわけると二種類ある。一つは、大音響を聞いた後に急に聞こえにくくなってしまう音響外傷、もう一つは職業上の理由などで慢性的に騒音に長期間さらされているうちに、気づいたら聞こえにくくなっている騒音性難聴である。

音響外傷

音響外傷は、お祭りの花火や爆竹、コンサートや射撃などの場で、耳元で強大な音を聞いた場合に生じる可能性がある。予防するためには、これらの状況を避けることである。なるべく強大音から離れた場所でイベントを楽しむようにして、スピーカーなどの音源の近くには行かないようにする。耳栓も併用して、耳を保護するようにしたい。

騒音性難聴

長年、一定以上の騒音の中で過ごしていると起きる騒音性難聴は、初期は自覚的な症状に乏しく、職場の健康診断などで指摘されることが多い。長時間、長期間の騒音環境が要因ということから、職業上大きな音のなかで仕事をしている場合に生じやすい。

イヤーマフなどの耳を保護する対策を行うことで、予防が可能となる。退職して騒音環境から離れると難聴の進行が止まることからも、なるべく騒音を避けることが、一番の予防となることがわかる。

「騒音障害防止のためのガイドライン」(厚生労働省)には、職場における音の発生源への対策や、防音対策、作業者へのイヤーマフ装用指導などの対策が書かれている。

増加する非職業性騒音性難聴

近年、職業とは関連しない非職業性騒音性難聴が日本だけでなく世界各国で注目されている。これは、携帯音楽端末（スマートフォンや小型携帯型音楽プレイヤーなど）の使用率が特に若者の間で高いことを受けたもので、将来的に難聴者が今よりも増加することが心配されている。ヘッドホン難聴、イヤホン難聴とも言う。

近年、終日イヤホンを耳に入れて行動する人を多くみかける。電車の中などは静かではないので、本人が思っている以上に音量を大きくした状態で使用しており、使用時間も数時間におよんでいる。

大事にならないうちに、音楽端末との付き合い方を地球規模で検討する必要があるだろう。なぜならば、音響外傷は投薬しても改善しないことが多く、騒音性難聴に対する薬物治療も今のところないため、予防が重要だからである。これらの情報は日本耳鼻咽喉科頭頸部《とうけいぶ》外科学会のホームページでも紹介されている。

4　耳の病気とワクチン

ワクチンとは

ワクチンとは、病原体に対する免疫機能(抗体)を作るための材料である。ウイルスや細菌と似た構造の物質(ワクチン)を身体に入れると、身体がワクチンに対して免疫反応を起こし抗体を作る。そうすると、次に本当の病原体が身体に侵入した際には、この抗体が病原体と結びつくことができるので、病原体を排除してくれるという仕組みである。

ワクチンは、接種を受けることで病気の予防につながり、周囲に感染が広がるのを防ぐこともできる。また、もしその病気にかかった場合でも、重い症状になることを予防できる。ただ、ワクチンによる重篤《じゅうとく》な副反応が報告されることもある。そうするとそのワクチンは、接種を受けるかどうかについて任意となることが多い。場合により、接種自体が中止となるケースもある。

耳の病気の中には、細菌感染やウイルス感染が原因で起こるものも多い。その中には、ワクチン接種が可能なものもある。

ワクチン接種が可能な耳の病気のウイルス

耳の病気の原因となるウイルスの中で、ワクチン接種が可能なウイルスは、ムンプスウイルス（流行性耳下腺炎《じかせんえん》＝おたふくかぜの原因ウイルス）、水痘《すいとう》・帯状疱疹《たいじょうほうしん》ウイルス（みずぼうそう、帯状疱疹の原因ウイルス）、麻疹《ましん》ウイルス（はしかの原因ウイルス）、風疹ウイルス（三日はしか、先天性風疹症候群の原因ウイルス）などである。

日本ではムンプスウイルスのワクチンは任意接種のため、全乳幼児が接種を受けている状況ではない。これは過去に無菌性髄膜炎という重篤な副反応が報告されたことも影響した。現在もときどき、ムンプスウイルス感染によるおたふくかぜが流行し、なかには症状の一つとして難聴も同時に起こる人もいる。いわゆるムンプス難聴である。

ムンプス難聴は高度な感音《かんおん》難聴となることがほとんどであり、難治性である。ゆえに、感染予防や重症化予防をすることが重要となる。過去に起きたワクチンの副反応が再び起きることはないと断言はできない。この分野のワクチン、医療研究が進んでいくことを望みたい。

水痘・帯状疱疹ウイルスによる感染症は、小児では「みずぼうそう」、成人では「帯状疱疹」「ハント症候群」として現れる（詳細はⅣ章とⅤ章参照）。麻疹ウイルス（はしかの原因ウイルス）

の感染でも難聴が生じる。これらのウイルス感染は、ワクチンの接種により感染予防や重症化予防が可能となる。

風疹ウイルス感染症は、発疹と発熱、リンパ節腫脹《しゅちょう》を主とする感染症で、三日はしかとも言われている感染症である。通常は免疫をもたない小児が感染し、症状の発熱や発疹も一過性なのであるが、妊娠中の母親が風疹に感染すると、胎内の胎児も同時に感染する場合がある。感染児の心臓や眼、耳などさまざまな部位に症状が現れた場合を先天性風疹症候群という。

難聴に関しては軽度な難聴から重度の難聴まで、さまざまな聴力レベルの可能性があり、両側のこともあり、片側のこともある。また、生まれたときには聴力が正常でも、遅れて難聴となる場合があるので、注意が必要な病気である。一度生じた難聴への治療は今のところないため、妊婦が感染予防をすることが重要となる。

風疹ウイルスのワクチン接種に関しては、定期接種の機会がなかった世代があり、特に男性への接種が行われていない世代がある。その世代の人々は抗体を持っている確率が低いため、風疹が流行すると感染しやすく、感染すれば周囲にも広がることになり、先天性風疹症候群の子どもを増やしてしまうことにつながる。この状況に対して、国はワクチン接種が進むような施策を行っている。

コラム10　耳のかかりつけ医を持とう！

小森　学

かかりつけ医とは

「かかりつけ医」というのは日本医師会が提言したもので、「健康に関することをなんでも相談できる上、最新の医療情報を熟知して、必要な時には専門医、専門医療機関を紹介してくれる、身近で頼りになる地域医療、保健、福祉を担う総合的な能力を有する医師」（厚生労働省）とされています。離島の医師や昔ながらの町のお医者さんなどが、皆さんが考えるかかりつけ医のイメージに一番近いと思います。

実は私たち耳鼻咽喉科医も、外来患者さんや手術をした患者さんからさまざまな症状や家族の病気のことで相談を受けます。相談をされるということは、それだけ信頼されている証拠と思っていますが、症状によっては学生時代の知識しかなかったりもしますので、その場合には正直に、「〇〇科の先生に聞いてみましょう」と電話で相談したり、病院内で依頼をしたりしています。

そうなると先ほどの、かかりつけ医の定義にあった「なんでも相談できる」というのは多くの医師が可能ですが、「最新の医療情報を熟知」という点に関してはもっと勉強をしないといけないと感じます。少なくともこれからの時代、患者さんのなかには ChatGPT にあらかじめ相談する人も増えるかもしれませんので、AIには負けないようにしないといけません。

少し話がそれましたが、耳のことで何か困ったら皆さんはどこに行きますか？　とりあえず耳鼻咽喉科に行きますよね。もちろん、多くの耳の病気に対して診ることのできる耳鼻咽喉科の先生がほとんどです。ただ、それぞれ専門というのがあります。

耳鼻咽喉科医は大きくわけると耳、鼻、咽頭《いんとう》、喉頭《こうとう》、頭頸部《とうけいぶ》になります。少し前は気管、食道なども診療領域でしたが、最近では気管は呼吸器科、食道は消化器科が診るようになりました。さらにそれぞれの部位でも専門性があり、耳は聴覚、平衡覚、中耳手術と専門がわかれていきます。鼻も鼻副鼻腔《びふくびくう》、アレルギーとわかれ、咽頭や喉頭も嚥下《えんげ》、音声、睡眠時無呼吸などさまざまな分野があります。

耳のかかりつけ医

では、「耳のかかりつけ医」とはどんな先生でしょうか？　このあたりを具体的に示しているのが、さまざまな学会が定めている専門医制度になります。

耳鼻咽喉科に関して全般的なスキルを有している医師が、日本専門医機構・日本耳鼻咽喉科頭頸部外科学会の認定する耳鼻咽喉科専門医となります。さらに聴覚をより専門にしている医師は補聴器相談医や騒音性難聴担当医と呼ばれる資格を持っていると思います。平衡覚であれば日本めまい平衡医学会が定めるめまい相談医、中耳手術は日本耳科学会が定める耳科手術指導医や耳管ピン手術実施医などです。このような情報は、各学会のホームページに記載されています。

具体的には耳のかかりつけ医では、耳掃除の仕方、耳のかゆみ、何だか最近聞こえにくいという悩み、ほかの人からはわかってもらえない耳鳴りについての悩み、めまいがする、お子さんや高齢の家族の聴こえの相談などいろいろな相談ができます。あなたの近隣の耳鼻咽喉科で、あなたと相性のよい「耳のかかりつけ医」をぜひ見つけてください。

耳鼻咽喉科に関するさらに細分化された専門医制度は、実はいろいろあります。頭頸部がん専門医、鼻科手術指導医、嚥下相談医、気管食道科専門医、音声言語認定医、睡眠専門医、顔面神経麻痺《まひ》相談医、舌下神経電気刺激装置植込み実施医、アレルギー専門医、内分泌外科専門医などなど多岐にわたっています。

専門医の種類を多く持っていることがよいというものではありませんが、いろいろな専門医である医師は少なくとも一定のスキルは持っていますので、持っている専門医資格の数が多いということは一人の患者さんの症状に対して多面的に診察ができるということを意味しています。

待合室で時間があれば、今から診察を受ける先生が何の専門医なのかを調べてみてはいかがでしょうか？　ふだん診てもらっている先生の専門が、こっそりわかるかもしれませんよ。

おわりにかえて

私が医師になって三五年を超えた。ふりかえればその間ずっと「耳」とともに過ごしてきた。耳疾患をもつ患者さんの何万という耳を診て、何千人の手術をさせていただいた。耳に関連した研究にも没頭し、耳科学を専攻する国内外の仲間と出会い、耳科学を志す多くの若手医師の育成に努めてきた。本書では、その「耳」について、いろいろな角度から語る貴重な機会をいただいた。

ふだん、私のような大学病院で勤務する医師は、大学の教員として医学生、看護学生、若手医師の教育と育成も担う。そのため教科書や専門書の執筆依頼は多いのだが、本書のような広く社会一般に流通する成書に携わる機会はそれほど多くない。非常に貴重な機会をいただいたという想いのもと、私の研究テーマとしている「耳」の魅力が少しでも読者に伝わるように心がけた。

私は今この原稿を二〇二三年秋に書いている。三年半前の二〇二〇年初め、新型コロナウイルス感染症(COVID-19)によるパンデミックが勃発した。当初は重症化により命を落とした方が多数おられ、緊急事態宣言での外出制限により世界中の街から人が消えた。現在は世界中の人々の免疫確保(集団免疫)、ワクチンの普及、あるいはウイルスの弱毒化などにより重症化する人数は減少したものの、いまだにこの恐るべき感染症は抑え込められていない。

私は現在、東京慈恵会医科大学附属病院長としても、この感染症に挑んでいる。医療機関の責任者として全力を尽くす日々であるが、同時に耳鼻咽喉科医としても感じることがある。すなわちマスクの着用や、アクリル板の設置などは、耳の聞こえにくい方々にとって非常に不自由を生じるということである。耳が聞こえにくい方は、相手の表情や口元を自然に見ていて、音声だけでなく、表情や口元からの視覚情報をプラスして会話の内容を理解している。ここにきて、それができなくなってしまった。ただでさえ孤独になりがちであった高齢で独居の方はコロナ禍の外出制限により、より社会から隔絶され、直接他人と会話をする少ない機会でさえもコミュニケーションに不自由を生じてしまうことになってしまったわけである。

そのような方が耳鼻咽喉科の外来へ久しぶりに受診すると、長い間他人と会話をする機会がなかったために会話の聞きとりの力がガクッと落ちてしまっている。あらためて、対面で聞き、会話をすることが人間にとってとても大切なことなのだと思い知らされた。耳の重要な機能の一つである聞こえの具合が悪くなると、周囲とのコミュニケーションから隔絶されたような大変な孤独感と、必要な情報を得ることができない不安など、不便という言葉で済ますことはできないことが起きるのだが、足の骨折などのように他人から一目でわかる症状とは異なり、自分から伝えなければ誰にも気づいてもらえない。そのため、耳に悩みをもつ患者さんは人知れずつらさを抱えていることが多い。

補聴器に関しても、困ったことが起きた。耳の後ろにかける耳かけ型が多く普及していたが、マスクのゴムが耳にかかることになり、補聴器とマスクのゴムが耳の後ろで重なり、使いづらくなった。眼鏡を使用する方は、そこに眼鏡のつるも加わり、耳の後ろに三種類のものをかけることになってしまったのだ。しかも場面によって、それらはつけ外しをするために、はずれて落下することがある。このように、せっかく購入した補聴器が使いづらくなってしまった方も少なくなかった。

耳は常に私たちのために休みなく働き、私たちを守ってくれている。異常な音を聞きとり、私たちへ危険を知らせてくれる。平衡機能も保ってくれる。言葉や音楽をキャッチして私たちの心を動かし、大切な記憶となるように脳へ届ける。耳は人生を彩る欠かせない感覚器の一つなのである。

それでいて耳は、入り口は見えるのに奥のほうは容易には見えない神秘的な存在である。聞こえの入り口である鼓膜《こまく》までは観察することができるが、音を伝える三つの耳小骨《じしょうこつ》、音を感じる蝸牛《かぎゅう》、平衡感覚をつかさどる三半規管《さんはんきかん》、その間を縫うように通過する顔を動かす顔面神経、これらはみな外からは見えない耳の中の世界で、忙しく働いている。

耳に悩む方々を長年診療させていただき向き合ってきたことで、私は耳という器官が人間にとってとても繊細・複雑で高度な機能をもっているということを肌身に感じてきた。そのことを読者の皆さんにお伝えできていれば幸せであり、多くの方に、耳への興味と愛着を持っていただければ何よりである。

最後に、本書をともに執筆してくれた東京慈恵会医科大学耳鼻咽喉科学教室関係者の皆さん、岩波書店新書編集部の坂本純子氏をはじめとする担当の方々には、きめ細かいご協力をいただいた。心から感謝申し上げる。

二〇二三年一一月

小島博己

Cetacea: into the middle ear gears of a semi-aquatic protocetid whale, *Proc. Biol. Sci.*, 286(1912), pp. 1–9, 2019
Kardong K. V., *Vertebrates: Comparative Anatomy, Function, Evolution*, 8th edition, McGraw Hill, 2019
Lipovsek M. and Elgoyhen A. B., The evolutionary tuning of hearing, *Trends Neurosci.*, 46(2), pp. 110–123, 2023

Ⅷ　耳の病気の治し方

日本聴覚医学会編『急性感音難聴診療の手引き 2018 年版』金原出版
日本めまい平衡医学会編『メニエール病・遅発性内リンパ水腫診療ガイドライン 2020 年版』金原出版
日本聴覚医学会編『耳鳴診療ガイドライン 2019 年版』金原出版
日本耳科学会、日本小児耳鼻咽喉科学会、日本耳鼻咽喉科感染症・エアロゾル学会編『小児急性中耳炎診療ガイドライン 2018 年版』金原出版

コラム９　耳の再生医療

Yamamoto K., Yamato M., Morino T., et al., Middle ear mucosal regeneration by tissue-engineered cell sheet transplantation, *NPJ Regen. Med.*, 2, 2017
Kurihara S., et al., Otic Organoids Containing Spiral Ganglion Neuron-like Cells Derived from Human-induced Pluripotent Stem Cells as a Model of Drug-induced Neuropathy, *Stem Cells Transl. Med.*, 11(3), pp. 282–296, 2022
Izumikawa M., et al., Auditory hair cell replacement and hearing improvement by Atoh1 gene therapy in deaf mammals, *Nat. Med.*, 11(3), pp. 271–276, 2005

Ⅹ　耳の病気の予防

日本耳科学会、日本小児耳鼻咽喉科学会、日本耳鼻咽喉科感染症・エアロゾル学会編『小児急性中耳炎診療ガイドライン 2018 年版』金原出版
厚生労働省「騒音障害防止のためのガイドライン」(平成 4 年 10 月 1 日付け基発第 546 号)

Slade K., Plack C. J. and Nuttall H. E., The Effects of Age-Related Hearing Loss on the Brain and Cognitive Function, *Trends Neurosci.*, 43(10), pp. 810–821, 2020

Wen Z., et al., Factors Associated with Social Isolation in Older Adults: A Systematic Review and Meta-Analysis, *J. Am. Med. Dir. Assoc.*, 24(3), pp. 322–330, 2023

Kim H. J., et al., Association between Hearing Impairment and Incident Depression: A Nationwide Follow-up Study, *Laryngoscope*, 133(11), pp. 3144–3151, 2023

Lin F. R. and Ferrucci L., Hearing loss and falls among older adults in the United States, *Arch. Intern. Med.*, 172(4), pp. 369–371, 2012

Horikawa C., et al., Diabetes and risk of hearing impairment in adults: a meta-analysis, *J. Clin. Endocrinol. Metab.*, 98(1), pp. 51–58, 2013

Someya S., et al., Sirt3 mediates reduction of oxidative damage and prevention of age-related hearing loss under caloric restriction, *Cell*, 143(5), pp. 802–812, 2010

Hu H., et al., Smoking, Smoking Cessation, and the Risk of Hearing Loss: Japan Epidemiology Collaboration on Occupational Health Study, *Nicotine Tob. Res.*, 21(4), pp. 481–488, 2019

日本補聴器工業会『JapanTrak 2022 調査報告』

Huang A. R., et al., Hearing Loss and Dementia Prevalence in Older Adults in the US, *JAMA*, 329(2), pp. 171–173, 2023

コラム７　耳にまつわる慣用句とことわざ

新村出編『広辞苑』(第７版), 岩波書店, 2018 年

三省堂編修所編『三省堂 故事ことわざ・慣用句辞典』(第２版), 三省堂, 2010 年

なぜゾウの耳は大きいのか

Carlson B. M., *Human Embryology and Developmental Biology*, 6th edition, Elsevier, 2018

Tucker A. S., Major evolutionary transitions and innovations: the tympanic middle ear, *Philos. Trans. R. Soc. Lond. B Biol. Sci.*, 372(1713), 11 pp, 2017

Mourlam M. J. and Orliac M. J., Early evolution of the ossicular chain in

医歯薬出版，2015年
ピーター・B.デニシュ，エリオット・N.ピンソン著，神山五郎，戸塚元吉訳『話しことばの科学——その物理学と生物学』p. 4，東京大学出版会，1966年

コラム3　音で耳年齢がわかる？

Suzuki Y. and Takeshima H., Equal-loudness-level contours for pure tones, *J. Acoust. Soc. Am.*, 116(2), pp. 918–933, 2004
Wasano K., Kaga K. and Ogawa K., Patterns of hearing changes in women and men from denarians to nonagenarians, *Lancet Reg. Health - West. Pac.*, 9, 100131, 2021

コラム4　ベートーヴェンと難聴

Thomas J. P., et al., Aetiology of Ludwig van Beethoven's hearing impairment: hypotheses over the past 100 years—A systematic review, *European Archives of Oto-Rhino- Laryngology*, 278(8), pp. 2703–2712, 2021
Binns C. and Low W. Y., Hearing Loss in the 21st Century and the Legacy of Beethoven, *Asia Pacific Journal of Public Health*, 32(5), pp. 224–225, 2020
Brotto D., Flavia S. and Fellin R., Does lead take the lead as the best explanation for Beethoven deafness? *European Archives of Oto-Rhino-Laryngology*, 278(12), pp. 5109–5110, 2021
ロマン・ロラン著，片山敏彦訳『ベートーヴェンの生涯』(改版)，(03 ハイリゲンシュタットの遺書)，岩波文庫，1965年
Perciaccante A., Coralli A. and Bauman N. G., Beethoven: His Hearing Loss and His Hearing Aids, *Otology & Neurotology*, 41(9), pp. 1305–1308, 2020

Ⅵ　耳の症状に隠された別の病気

高橋晴雄「耳管の機能」『JOHNS』12巻3号，pp. 311–314，1996年

Ⅶ　耳と認知症

Livingston G., et al., Dementia prevention, intervention, and care: 2020 report of the Lancet Commission, *Lancet*, 396(10248), pp. 413–446, 2020

主な参考文献

I　いろいろな耳の症状

日本聴覚医学会編『耳鳴診療ガイドライン 2019 年版』金原出版

コラム１　気圧と耳の身近な話

Aerospace Medical Association Medical Guidelines Task Force, Medical Guidelines for Airline Travel, 2nd edition, *Aviat. Space Environ. Med.*, 74 (5), pp. A1–19, 2003

Kelly P. T., et al., Directly measured cabin pressure conditions during Boeing 747–400 commercial aircraft flights, *Respirology*, 12 (4), pp. 511–515, 2007

Bhandari S. and Cavalleri G. L., Population History and Altitude-Related Adaptation in the Sherpa, *Frontiers in Physiology*, 10, 2019

野本茂樹「鳥の Ecophysiology――ヒマラヤ山脈を越える渡り鳥」『比較生理生化学』7 巻 1 号，pp. 3–8，1990 年

コラム２　ヒト以外の耳の話

岩堀修明『図解 感覚器の進化――原始動物からヒトへ　水中から陸上へ』講談社，2011 年

Kitazawa T., et al., Developmental genetic bases behind the independent origin of the tympanic membrane in mammals and diapsids, *Nature Communications*, 6 (article number 6853), 2015

III　耳のはたらき

日本聴覚医学会編『聴覚検査の実際』(改訂 4 版)，pp. 48–62，南山堂，2017 年

柏野牧夫『音のイリュージョン――知覚を生み出す脳の戦略』pp. 22–26，岩波科学ライブラリー，2010 年

重野純『音の世界の心理学』pp. 20–36，ナカニシヤ出版，2003 年

岡野由実『片耳難聴 Q & A ――聞こえ方は、いろいろ』pp. 8–23，学苑社，2023 年

中川雅文『耳と脳――臨床聴覚コミュニケーション学試論』pp. 21–42,

【執筆者一覧】

小島博己（こじま　ひろみ）
東京慈恵会医科大学耳鼻咽喉科学教室　主任教授

鴻　信義（おおとり　のぶよし）
東京慈恵会医科大学耳鼻咽喉科学教室　教授

山本　裕（やまもと　ゆたか）
東京慈恵会医科大学耳鼻咽喉科学教室　教授

櫻井結華（さくらい　ゆいか）
東京慈恵会医科大学耳鼻咽喉科学教室　教授

小森　学（こもり　まなぶ）
聖マリアンナ医科大学耳鼻咽喉科学　教授

中条恭子（ちゅうじょう　きょうこ）
聖路加国際病院耳鼻咽喉科　部長

山本和央（やまもと　かずひさ）
東京慈恵会医科大学耳鼻咽喉科学教室　講師

髙橋昌寛（たかはし　まさひろ）
東京慈恵会医科大学耳鼻咽喉科学教室　講師

栗原　渉（くりはら　しょう）
東京慈恵会医科大学耳鼻咽喉科学教室　講師

宇田川友克（うだがわ　ともかつ）
東邦大学医療センター大橋病院耳鼻咽喉科　講師

近藤悠子（こんどう　ゆうこ）
東京慈恵会医科大学耳鼻咽喉科学教室　助教

加藤雄仁（かとう　ゆうじん）
東京慈恵会医科大学耳鼻咽喉科学教室　助教

平林源希（ひらばやし　もとき）
東京慈恵会医科大学耳鼻咽喉科学教室　助教

森野常太郎（もりの　つねたろう）
（株）ReeNT　代表

今川記恵（いまがわ　のりえ）
県立広島大学保健福祉学部コミュニケーション障害学コース　助教

小島博己

東京慈恵会医科大学耳鼻咽喉科学講座主任教授, 同大学附属病院院長.
日本耳鼻咽喉科頭頸部外科学会理事, 日本耳科学会副理事長, 日本頭頸部外科学会理事.
1987 年東京慈恵会医科大学医学部卒業. 95 年, 米国ハーバード大学ダナ・ファーバー癌研究所.
2013 年東京慈恵会医科大学耳鼻咽喉科学講座主任教授就任. 主な研究テーマは中耳疾患の病態解明と治療戦略, 再生医療. 難治性耳疾患の手術を専門とする. 主な編著書に『標準耳鼻咽喉科・頭頸部外科学 第 4 版』(共編著, 医学書院), 『耳鼻咽喉科エキスパートナーシング 改訂第 2 版』(共編著, 南江堂).

耳は悩んでいる　　岩波新書(新赤版)2000

2023 年 12 月 20 日　第 1 刷発行

編　者　小島博己《こじまひろみ》

発行者　坂本政謙

発行所　株式会社 岩波書店
〒101-8002 東京都千代田区一ツ橋 2-5-5
案内 03-5210-4000　営業部 03-5210-4111
https://www.iwanami.co.jp/

新書編集部 03-5210-4054
https://www.iwanami.co.jp/sin/

印刷・理想社　カバー・半七印刷　製本・中永製本

ISBN 978-4-00-432000-5　　Printed in Japan

岩波新書新赤版一〇〇〇点に際して

ひとつの時代が終わったと言われて久しい。だが、その先にいかなる時代を展望するのか、私たちはその輪郭すら描きえていない。二〇世紀から持ち越した課題の多くは、未だ解決の緒を見つけることのできないままであり、二一世紀が新たに招きよせた問題も少なくない。グローバル資本主義の浸透、憎悪の連鎖、暴力の応酬——世界は混沌として深い不安の只中にある。

現代社会においては変化が常態となり、速さと新しさに絶対的な価値が与えられた。消費社会の深化と情報技術の革命は、種々の境界を無くし、人々の生活やコミュニケーションの様式を根底から変容させてきた。ライフスタイルは多様化し、一面では個人の生き方をそれぞれが選びとる時代が始まっている。同時に、新たな格差が生まれ、様々な次元での亀裂や分断が深まっている。社会や歴史に対する意識が揺らぎ、普遍的な理念に対する根本的な懐疑や、現実を変えることへの無力感がひそかに根を張りつつある。そして生きることに誰もが困難を覚える時代が到来している。

しかし、日常生活のそれぞれの場で、自由と民主主義を獲得し実践することを通じて、私たち自身がそうした閉塞を乗り超え、希望の時代の幕開けを告げてゆくことは不可能ではあるまい。そのために、いま求められていること——それは、個と個の間で開かれた対話を積み重ねながら、人間らしく生きることの条件について一人ひとりが粘り強く思考することではないか。その営みの糧となるものが、教養に外ならないと私たちは考える。歴史とは何か、よく生きるとはいかなることか、世界そして人間はどこへ向かうべきなのか——こうした根源的な問いとの格闘が、文化と知の厚みを作り出し、個人と社会を支える基盤としての教養となった。まさにそのような教養への道案内こそ、岩波新書が創刊以来、追求してきたことである。

岩波新書は、日中戦争下の一九三八年一一月に赤版として創刊された。創刊の辞は、道義の精神に則らない日本の行動を憂慮し、批判的精神と良心的行動の欠如を戒めつつ、現代人の現代的教養を刊行の目的とする、と謳っている。以後、青版、黄版、新赤版と装いを改めながら、合計二五〇〇点余りを世に問うてきた。そして、いままた新赤版が一〇〇〇点を迎えたのを機に、人間の理性と良心への信頼を再確認し、それに裏打ちされた文化を培っていく決意を込めて、新しい装丁のもとに再出発したいと思う。一冊一冊から吹き出す新風が一人でも多くの読者の許に届くこと、そして希望ある時代への想像力を豊かにかき立てることを切に願う。

（二〇〇六年四月）

福祉・医療

医の変革　春日雅人編
新型コロナと向き合う　横倉義武
〈弱さ〉を〈強み〉に　天畠大輔
がんと外科医　阪本良弘
医の希望　齋藤英彦編
〈いのち〉とがん　患者となって考えたこと　坂井律子
ルポ 看護の質　小林美希
健康長寿のための医学　井村裕夫
和漢診療学　あたらしい漢方　寺澤捷年
在宅介護　結城康博
医と人間　井村裕夫編
医療の選択　桐野高明
納得の老後　日欧在宅ケア探訪◆　村上紀美子
移植医療　橳島次郎　出河雅彦
医学的根拠とは何か◆　津田敏秀
転倒予防　武藤芳照

看護の力　川嶋みどり
心の病 回復への道　野中猛
重い障害を生きるということ　髙谷清
感染症と文明　山本太郎
医の未来　矢﨑義雄編
パンデミックとたたかう◆　押谷仁　瀬名秀明
介護　現場からの検証　結城康博
腎臓病の話　椎貝達夫
がん緩和ケア最前線　坂井かをり
新型インフルエンザ　世界がふるえる日　山本太郎
児童虐待　川﨑二三彦
生老病死を支える　方波見康雄
医療の値段　結城康博
ぼけの予防◆　須貝佑一
認知症とは何か　小澤勲
障害者とスポーツ　高橋明
放射線と健康　舘野之男
定常型社会　新しい「豊かさ」の構想◆　広井良典

高齢者医療と福祉　岡本祐三
看護　ベッドサイドの光景　増田れい子
医療の倫理　星野一正
腸は考える　藤田恒夫
光に向って咲け　粟津キヨ
リハビリテーション　砂原茂一
指と耳で読む　本間一夫
文明と病気 上・下　H・E・シゲリスト　松藤元訳

(2023.7)　◆は品切，電子書籍版あり．(F)

自然科学

岩波新書より

社会

女性不況サバイバル	竹信三恵子
パリの音楽サロン	青柳いづみこ
持続可能な発展の話	宮永健太郎
皮革とブランド 変化するファッション倫理	西村祐子
動物がくれる力 教育、福祉、そして人生	大塚敦子
政治と宗教	島薗進編
超デジタル世界	西垣通
現代カタストロフ論	金子勝 児玉龍彦
「移民国家」としての日本	宮島喬
迫りくる核リスク 〈核抑止〉を解体する	吉田文彦
記者がひもとく「少年」事件史	川名壮志
中国のデジタルイノベーション	小池政就
これからの住まい	川崎直宏
検察審査会	デイビッド・T・ジョンソン 平山真理 福来寛
ドキュメント〈アメリカ世〉の沖縄	宮城修
東京大空襲の戦後史	栗原俊雄
土地は誰のものか	五十嵐敬喜
民俗学入門	菊地暁
企業と経済を読み解く小説50	佐高信
視覚化する味覚	久野愛
ロボットと人間 人とは何か	石黒浩
ジョブ型雇用社会とは何か	濱口桂一郎
法医学者の使命 「人の死を生かす」ために	吉田謙一
異文化コミュニケーション学	鳥飼玖美子
モダン語の世界へ	山室信一
時代を撃つノンフィクション100	佐高信
労働組合とは何か	木下武男
プライバシーという権利	宮下紘
地域衰退	宮﨑雅人
江戸問答	田中優子 松岡正剛
広島平和記念資料館は問いかける	志賀賢治
コロナ後の世界を生きる	村上陽一郎編
リスクの正体	神里達博
紫外線の社会史	金凡性
「勤労青年」の教養文化史	福間良明
5G 次世代移動通信規格の可能性	森川博之
客室乗務員の誕生	山口誠
「孤独な育児」のない社会へ	榊原智子
放送の自由	川端和治
社会保障再考 〈地域〉で支える	菊池馨実
生きのびるマンション	山岡淳一郎
虐待死 なぜ起きるのか、どう防ぐか	川崎二三彦
平成時代◆	吉見俊哉
バブル経済事件の深層	奥山俊宏 村山治
日本をどのような国にするか	丹羽宇一郎
なぜ働き続けられない？ 社会と自分の力学	鹿嶋敬
物流危機は終わらない	首藤若菜

岩波新書より

- 認知症フレンドリー社会　徳田雄人
- アナキズム 一丸となってバラバラに生きろ　栗原康
- まちづくり都市 金沢　山出保
- 総介護社会　小竹雅子
- 賢い患者　山口育子
- 住まいで「老活」　安楽玲子
- 現代社会はどこに向かうか　見田宗介
- EVと自動運転 クルマをどう変えるか　鶴原吉郎
- ルポ 保育格差◆　小林美希
- 棋士とAI　王銘琬
- 科学者と軍事研究　池内了
- 原子力規制委員会　新藤宗幸
- 東電原発裁判　添田孝史
- 日本問答　田中優子・松岡正剛
- 日本の無戸籍者　井戸まさえ
- 〈ひとり死〉時代のお葬式とお墓　小谷みどり
- 町を住みこなす　大月敏雄

- 歩く、見る、聞く 人びとの自然再生　宮内泰介
- 対話する社会へ　暉峻淑子
- 悩みいろいろ　金子勝
- 魚と日本人 食と職の経済学　濱田武士
- ルポ 貧困女子　飯島裕子
- 鳥獣害 動物たちと、どう向きあうか　祖田修
- 科学者と戦争　池内了
- 新しい幸福論　橘木俊詔
- ブラックバイト 学生が危ない　今野晴貴
- 原発プロパガンダ　本間龍
- ルポ 母子避難　吉田千亜
- 日本にとって沖縄とは何か　新崎盛暉
- 日本病 長期衰退のダイナミクス◆　金子勝・児玉龍彦
- 雇用身分社会　森岡孝二
- 生命保険とのつき合い方◆　出口治明
- ルポ にっぽんのごみ　杉本裕明
- 鈴木さんにも分かるネットの未来　川上量生

- 地域に希望あり◆　大江正章
- 世論調査とは何だろうか◆　岩本裕
- フォト・ストーリー 沖縄の70年　石川文洋
- ルポ 保育崩壊　小林美希
- 多数決を疑う 社会的選択理論とは何か　坂井豊貴
- アホウドリを追った日本人　平岡昭利
- 朝鮮と日本に生きる　金時鐘
- 被災弱者　岡田広行
- 農山村は消滅しない　小田切徳美
- 復興〈災害〉　塩崎賢明
- 「働くこと」を問い直す　山崎憲
- 原発と大津波 警告を葬った人々　添田孝史
- 縮小都市の挑戦　矢作弘
- 福島原発事故 被災者支援政策の欺瞞　日野行介
- 日本の年金◆　駒村康平
- 食と農でつなぐ 福島から◆　岩崎由美子・塩谷弘康
- 過労自殺〔第二版〕◆　川人博

岩波新書より

金沢を歩く　山出　保
ドキュメント 豪雨災害　稲泉　連
ひとり親家庭　赤石千衣子
女のからだ フェミニズム以後　荻野美穂
〈老いがい〉の時代◆　天野正子
子どもの貧困 II　阿部　彩
性と法律　角田由紀子
ヘイト・スピーチとは何か◆　師岡康子
生活保護から考える◆　稲葉　剛
かつお節と日本人　宮内泰介・藤林　泰
家事労働ハラスメント　竹信三恵子
福島原発事故 県民健康管理調査の闇◆　日野行介
電気料金はなぜ上がるのか◆　朝日新聞経済部
おとなが育つ条件　柏木惠子
在日外国人〔第三版〕　田中　宏
まち再生の術語集　延藤安弘
震災日録 記憶を記録する◆　森まゆみ
原発をつくらせない人びと　山秋　真

社会人の生き方◆　暉峻淑子
構造災 科学技術社会に潜む危機　松本三和夫
家族という意志◆　芹沢俊介
ルポ 良心と義務　田中伸尚
夢よりも深い覚醒へ◆　大澤真幸
3・11 複合被災◆　外岡秀俊
子どもの声を社会へ　桜井智恵子
就職とは何か◆　森岡孝二
日本のデザイン　原　研哉
ポジティヴ・アクション　辻村みよ子
脱原子力社会へ◆　長谷川公一
希望は絶望のど真ん中に　むのたけじ
アスベスト 広がる被害　大島秀利
原発を終わらせる　石橋克彦編
日本の食糧が危ない　中村靖彦
希望のつくり方　玄田有史
生き方の不平等◆　白波瀬佐和子
同性愛と異性愛　風間　孝・河口和也
新しい労働社会　濱口桂一郎

世代間連帯　上野千鶴子・辻元清美
道路をどうするか　五十嵐敬喜・小川明雄
子どもの貧困　阿部　彩
子どもへの性的虐待◆　森田ゆり
テレワーク 「未来型労働」の現実　佐藤彰男
反貧困　湯浅　誠
不可能性の時代　大澤真幸
地域の力　大江正章
少子社会日本　山田昌弘
親米と反米　吉見俊哉
「悩み」の正体　香山リカ
変えてゆく勇気◆　上川あや
戦争で死ぬ、ということ　島本慈子
ルポ 改憲潮流　斎藤貴男
社会学入門　見田宗介
冠婚葬祭のひみつ　斎藤美奈子
少年事件に取り組む　藤原正範
悪役レスラーは笑う◆　森　達也
いまどきの「常識」◆　香山リカ

岩波新書より

岩波新書より

現代世界

サピエンス減少　原 俊彦
ウクライナ戦争をどう終わらせるか　東 大作
ルポ アメリカの核戦力　渡辺 丘
ミャンマー現代史　中西嘉宏
アメリカとは何か 自画像と世界観をめぐる相剋　渡辺 靖
タリバン台頭　青木健太
ネルソン・マンデラ　堀内隆行
日韓関係史　木宮正史
文在寅時代の韓国　文 京洙
アメリカ大統領選　久保文明・金成隆一
イスラームからヨーロッパをみる　内藤正典
アメリカの制裁外交　杉田弘毅
ルポ トランプ王国2　金成隆一
2100年の世界地図 アフラシアの時代　峯 陽一
フォト・ドキュメンタリー 朝鮮に渡った「日本人妻」　林 典子

サイバーセキュリティ　谷脇康彦
トランプのアメリカに住む　吉見俊哉
ライシテから読む現代フランス　伊達聖伸
ベルルスコーニの時代　村上信一郎
イスラーム主義　末近浩太
ルポ 不法移民 アメリカ国境を越えた男たち　田中研之輔
習近平の中国 百年の夢と現実　林 望
日中漂流　毛里和子
中国のフロンティア　川島 真
シリア情勢　青山弘之
ルポ トランプ王国　金成隆一
ルポ 難民追跡 バルカンルートを行く　坂口裕彦
アメリカ政治の壁　渡辺将人
プーチンとG8の終焉◆　佐藤親賢
香港 中国と向き合う自由都市　倉田 徹・張 彧暋
〈文化〉を捉え直す　渡辺 靖
イスラーム圏で働く　桜井啓子編

中南海 知られざる中国の中枢◆　稲垣 清
フォト・ドキュメンタリー 人間の尊厳　林 典子
㈱貧困大国アメリカ　堤 未果
女たちの韓流　山下英愛
新・現代アフリカ入門　勝俣 誠
中国の市民社会　李 妍焱
勝てないアメリカ◆　大治朋子
ブラジル 跳躍の軌跡　堀坂浩太郎
非アメリカを生きる◆　室 謙二
ネット大国中国　遠藤 誉
ジプシーを訪ねて　関口義人
中国エネルギー事情　郭 四志
アメリカン・デモクラシーの逆説　渡辺 靖
ユーラシア胎動　堀江則雄
オバマ演説集　三浦俊章編訳
ルポ 貧困大国アメリカII　堤 未果
オバマは何を変えるか　砂田一郎
平和構築　東 大作

岩波新書より

言語

優しいコミュニケーション　村田和代
うつりゆく日本語をよむ　今野真二
英語独習法　今井むつみ
『広辞苑』をよむ　今野真二
60歳からの外国語修行　メキシコに学ぶ　青山南
やさしい日本語　庵功雄
世界の名前◆　岩波書店辞典編集部編
英語学習は早いほど良いのか　バトラー後藤裕子
ものの言いかた西東　小林隆・澤村美幸
日本語スケッチ帳　田中章夫
日本語の考古学　今野真二
辞書の仕事◆　増井元
実践 日本人の英語　マーク・ピーターセン
ことばの力学　白井恭弘
百年前の日本語◆　今野真二
女ことばと日本語　中村桃子
テレビの日本語　加藤昌男
日本語雑記帳◆　田中章夫
英語で話すヒント◆　小松達也
仏教漢語50話　興膳宏
語感トレーニング◆　中村明
日本語の古典　山口仲美
ことばと思考　今井むつみ
漢文と東アジア　金文京
外国語学習の科学　白井恭弘
日本語の源流を求めて　大野晋
英文の読み方　行方昭夫
ことば遊びの楽しみ　阿刀田高
日本語の歴史　山口仲美
日本の漢字　笹原宏之
ことばの由来◆　堀井令以知
コミュニケーション力　齋藤孝
漢字と中国人　大島正二
日本語の教室　大野晋
伝わる英語表現法　長部三郎
日本人はなぜ英語ができないか　鈴木孝夫
心にとどく英語　マーク・ピーターセン
日本語練習帳　大野晋
翻訳と日本の近代　丸山真男・加藤周一
日本語ウォッチング　井上史雄
教養としての言語学　鈴木孝夫
日本語の起源〔新版〕　大野晋
日本人の英語 続　マーク・ピーターセン
日本語と外国語　鈴木孝夫
日本人の英語　マーク・ピーターセン
日本語〔新版〕上・下　金田一春彦
ことばの道草　岩波書店辞典編集部編
日本語の構造　中島文雄
ことばとイメージ　川本茂雄
外国語上達法　千野栄一
記号論への招待　池上嘉彦
翻訳語成立事情　柳父章
ことばと国家　田中克彦
日本語の文法を考える　大野晋

(2023.7)　◆は品切，電子書籍版あり．(K1)

岩波新書より

哲学・思想

アリストテレスの哲学　中畑正志
スピノザ　國分功一郎
哲人たちの人生談義　ストア哲学をよむ　國方栄二
西田幾多郎の哲学　小坂国継
死者と霊性　末木文美士編
道教思想10講　神塚淑子
マックス・ヴェーバー　今野元
新実存主義　マルクス・ガブリエル　廣瀬覚訳
日本思想史　末木文美士
ミシェル・フーコー　慎改康之
ヴァルター・ベンヤミン　柿木伸之
モンテーニュ　人生を旅するための7章　宮下志朗
マキァヴェッリ　鹿子生浩輝
世界史の実験　柄谷行人
ルイ・アルチュセール　市田良彦
異端の時代　森本あんり
ジョン・ロック　加藤節
インド哲学10講　赤松明彦
マルクス 資本論の哲学　熊野純彦
日本文化をよむ　5つのキーワード◆　藤田正勝
中国近代の思想文化史　坂元ひろ子
憲法の無意識　柄谷行人
ホッブズ　リヴァイアサンの哲学者　田中浩
プラトンとの哲学　対話篇をよむ◆　納富信留
〈運ぶヒト〉の人類学　川田順造
哲学の使い方　鷲田清一
ヘーゲルとその時代　権左武志
人類哲学序説　梅原猛
加藤周一　海老坂武
哲学のヒント◆　藤田正勝
空海と日本思想◆　篠原資明
論語入門　井波律子
トクヴィル　現代へのまなざし　富永茂樹
和辻哲郎　熊野純彦
宮本武蔵　魚住孝至
西田幾多郎　藤田正勝
丸山眞男　苅部直
西洋哲学史　近代から現代へ　熊野純彦
西洋哲学史　古代から中世へ　熊野純彦
世界共和国へ　柄谷行人
悪について　中島義道
神、この人間的なもの◆　なだいなだ
近代の労働観　今村仁司
プラトンの哲学　藤沢令夫
術語集Ⅱ　中村雄二郎
マックス・ヴェーバー入門　山之内靖
ハイデガーの思想　木田元
臨床の知とは何か　中村雄二郎
新哲学入門◆　廣松渉
「文明論之概略」を読む　上・中・下　丸山真男
術語集　中村雄二郎
死の思索　松浪信三郎

(2023.7)　◆は品切，電子書籍版あり．　(J1)

岩波新書より

教育

ジョン・デューイ　上野正道
大学は何処へ 未来への設計　吉見俊哉
教育は何を評価してきたのか　本田由紀
小学校英語のジレンマ　寺沢拓敬
アクティブ・ラーニングとは何か　渡部淳
保育の自由　近藤幹生
異才、発見！　伊藤史織
パブリック・スクール　新井潤美
新しい学力　齋藤孝
学びとは何か　今井むつみ
考え方の教室◆　齋藤孝
学校の戦後史　木村元
保育とは何か　近藤幹生
中学受験　横田増生
いじめ問題をどう克服するか　尾木直樹

教育委員会◆　新藤宗幸
先生！　池上彰編
教師が育つ条件　今津孝次郎
大学とは何か　吉見俊哉
赤ちゃんの不思議　開一夫
日本の教育格差　橘木俊詔
社会力を育てる　門脇厚司
子どもが育つ条件　柏木惠子
誰のための「教育再生」か　藤田英典編
教育力　齋藤孝
思春期の危機をどう見るか　尾木直樹
幼児期　岡本夏木
教科書が危ない　入江曜子
「わかる」とは何か　長尾真
子どもの危機をどう見るか◆　尾木直樹
子どもの社会力　門脇厚司
現代社会と教育　堀尾輝久
子どもとあそび　仙田満

子どもと学校　河合隼雄
教育とは何か　大田堯
からだ・演劇・教育　竹内敏晴
教育入門　堀尾輝久
子どもの宇宙　河合隼雄
子どもとことば　岡本夏木
自由と規律　池田潔
私は赤ちゃん　松田道雄

岩波新書より

芸術

カラー版 名画を見る眼II　高階秀爾
カラー版 名画を見る眼I　高階秀爾
占領期カラー写真を読む　佐藤洋一／衣川太一
水墨画入門　島尾新
酒井抱一 俳諧と絵画の織りなす抒情　井田太郎
平成の藝談 歌舞伎の真髄にふれる　犬丸治
K-POP 新感覚のメディア　金成玫
ベラスケス 宮廷のなかの革命者　大髙保二郎
ヴェネツィア 美の都の一千年　宮下規久朗
丹下健三 戦後日本の構想者　豊川斎赫
学校で教えてくれない音楽◆　大友良英
中国絵画入門　宇佐美文理
瞽女うた　ジェラルド・グローマー
東北を聴く　佐々木幹郎
黙示録　岡田温司

ボブ・ディラン ロックの精霊　湯浅学
仏像の顔　清水眞澄
柳宗悦　中見真理
ヘタウマ文化論　山藤章二
小さな建築　隈研吾
コルトレーン ジャズの殉教者　藤岡靖洋
雅楽を聴く　寺内直子
歌謡曲　高護
歌舞伎の愉しみ方　山川静夫
自然な建築　隈研吾
肖像写真　多木浩二
東京遺産　森まゆみ
絵のある人生　安野光雅
日本の色を染める　吉岡幸雄
プラハを歩く　田中充子
日本絵画のあそび　榊原悟
ぼくのマンガ人生　手塚治虫
日本の近代建築 上・下　藤森照信
ゲルニカ物語　荒井信一

千利休 無言の前衛　赤瀬川原平
やきもの文化史　三杉隆敏
歌右衛門の六十年　中村歌右衛門／山川静夫
フルトヴェングラー　脇圭平／芦津丈夫
明治大正の民衆娯楽　倉田喜弘
茶の文化史　村井康彦
日本の耳　小倉朗
日本の子どもの歌　園部三郎／山住正己
二十世紀の音楽　吉田秀和
水墨画　矢代幸雄
絵を描く子供たち　北川民次
ギリシアの美術　澤柳大五郎
音楽の基礎　芥川也寸志
日本刀　本間順治
日本美の再発見〔増補改訳版〕　ブルーノ・タウト／篠田英雄訳
ミケルアンジェロ　羽仁五郎

岩波新書/最新刊から

1989 シンデレラはどこへ行ったのか ―少女小説と『ジェイン・エア』― 廣野由美子 著

強く生きる女性主人公の物語はどこから？英国の古典的名作『ジェイン・エア』から始まる脱シンデレラ物語の展開を読み解く。

1990 ケインズ 危機の時代の実践家 伊藤宣広 著

第一次大戦処理、金本位制復帰問題、大恐慌に関する時論を展開し、「合成の誤謬」となる政治的決断に抗い続けた実践家を描く。

1991 言語哲学がはじまる 野矢茂樹 著

言葉とは何か。二〇世紀の言語論的転回を切り拓いた三人の天才、フレーゲ、ラッセル、ウィトゲンシュタインは何を考えていたのか。

1992 キリストと性 ―西洋美術の想像力と多様性― 岡田温司 著

ジェンダー、エロス、クィアをめぐってキリストはどう描かれてきたのだろうか。正統と異端のあいだで揺れる様々な姿。図版多数。

1993 親密な手紙 大江健三郎 著

渡辺一夫をはじめ、サイード、井上ひさし、武満徹、オーデンなどを思い出とともに語る魅力的な読書案内。『図書』好評連載。

1994 社会学の新地平 ―ウェーバーからルーマンへ― 佐藤俊樹 著

マックス・ウェーバーとニクラス・ルーマン――産業社会の謎に挑んだふたりの社会学の巨人。彼らが遺した知的遺産を読み解く。

1995 日本の建築 隈研吾 著

都市から自然へ、集中から分散へ。モダニズム建築とは異なる道を歩み、西欧の建築に影響を与え続けた日本建築の挑戦を読み解く。

1996 文学が裁く戦争 ―東京裁判から現代へ― 金ヨンロン 著

一九四〇年代後半から現在まで、戦争裁判をテーマとした主要な作品を取り上げて、戦争を裁き直そうとした文学の流れを描く。

(2023. 12)